夜間頻尿の正体

医師が教える「老化対策」

改善のための目標達成シート付

都田泌尿器科医院 院長
都田慶一
MIYAKODA KEIICHI

幻冬舎 MC

夜間頻尿の正体

医師が教える「老化対策」改善のための目標達成シート付

これらのスローガン（合言葉）は、泌尿器科疾患の投薬が安定している人達に診察室で私がよく生活指導で話していることです。そこには根拠があります。もしあなたがなぜそうなのか、その理由に興味を持てば、本の内容を読もう！解答があります。ちょっと斬新な考え方です。知りたくありませんか？多くの通院患者さんから支持を受けているのも事実です。80代後半でも夜間回数1回以内の人はたくさんおられます。当院では夜間排尿回数を通して高齢者の健康管理もしています。

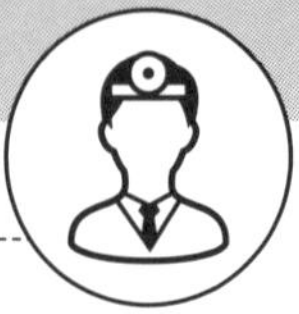

がっています

う

かなく、不足した場合は入浴で補って入眠しましょう

低下し、中途覚醒も増えます

つけ、寝る前まで熱エネルギーを温存しましょう

増加につながり、全てが水の泡です

う　思いつき行動では続きません

けて自己管理をしましょう

頻尿は 2 回未満にコントロールしましょう

ランスが必要　80 代は特に重要です

レイルの危険信号です！

ダイナミックな仕組みがそこにあります

の最重要課題です

あり、その全体像が俯瞰できます

生活を長く続けましょう

間頻尿には 1 番効果があります

す！

ないような日常を維持しましょう

この本で
こんなにわかる
夜間頻尿と老後の対処法
(生活指導)

1．夜間頻尿には代謝が関係する　代謝が夜間尿量とつな
2．しっかり体を動かし、しっかり食べて、ぐっすり眠ろ
3．体内に適度の熱エネルギーを作るには、運動、食事し
4．座位時間を減らそう！　うたた寝の基になり、代謝も
5．リズム感のある生活と運動と入浴のタイミングに気を
6．寝る前に体を冷やしたら、浅い睡眠、中途覚醒、尿量
7．季節に対応した1年間の過ごし方に気づこう
8．退職後は行動のルーチンワークを持って体力をつけよ
9．下部尿路症状を持つ人は、内服薬と共に生活指導を受
10．年代ごとに目標を持って、80歳以上になっても夜間
11．前立腺肥大症と過活動膀胱の治療は、排尿と蓄尿のバ
12．内服処方と生活指導の治療に反応しない場合はプレフ
13．夜間頻尿には、睡眠の中途覚醒の減らし方が重要です
14．睡眠には血液移動、深部体温や睡眠パターンが大事
15．自己管理による睡眠のコントロールは、夜間頻尿対策
16．夜間頻尿改善のための目標達成シートは当院の理念で
17．特に高齢者は、夜間頻尿を意識して自己管理し、自立
18．環境温度に合わせて生活スタイルを作ろう　それが夜
19．夜間排尿回数は健康で長生きのバロメーターになりま
20．特に80代からは認知機能のためにも考える力が衰え

目次

［二］実はコレ！ 夜間頻尿を引き起こす原因――79

［三］夜間頻尿の3本柱

[四] 夜間頻尿と睡眠は切っても切れない関係 171

〔六〕 夜間頻尿改善法のまとめ

［七］こんなときどうすればいいの!? 321

まえがき

夜間頻尿は男女問わず煩わしいものです。しかし、夜間頻尿ほど奥深い症状はなさそうで、理由を探そうとしても深い闇に包まれています。本編では、一開業医の視点に立って特に男性高齢者を中心に、生体機能の観点からその正体の謎に迫りたいと思います。そして、高齢者は夜間頻尿に向き合わなければならないのです。その理由についても追い求めていきたいと思います。全ての男女にとってもその根底に同じ生体機能現象の仕組みが起こっており、女性は前立腺が存在しないだけの違いです。ただし、男性は前立腺の抵抗と膀胱の収縮とのバランスの影響が強く、女性より厄介です。日常生活の中でどのように過ごしていけば健康的、アンチエイジングに寄与するか、また、その体の仕組みを考えることは夜間頻尿の対策として参考になると思います。それは代謝、熱放散、睡眠の仕組み、季節的変化、高齢化に向けた生体機能の仕組みなのですが、その変化に対応させる方策を解説する旅にお付き合いください。

当院は泌尿器科専門の施設で平成4年7月に茨木市に開設し、満31年を迎え、それなりに地域医療に貢献してきました。前立腺肥大症、過活動膀胱などの男性排尿障害患者を多く診てきており、それなりの実績を収めています。私も多くの通院者と同じ世代となり、身をもって夜間頻尿に対応していますので、これまでの経験をまとめておこうと思い立ちました。最も興味ある題目は、「夜間頻尿、夜間回数をいかに減らせるのか?」です。さらに、夜間頻尿対策の生活指導は、高齢者にとって最も基本となる健康や老化についての対策になるという思いから発したものです。すでに2018年に日本排尿機能学会で当院の成績を発表しており、その考えに従って現在まで継続して診療しています。多くの通院患者さんからも手応えを十分感じており、高齢者の生体機能からみた臨床現場の現実的な生活指導法として、日常生活で役に立つ実用書、あるいは健康読本としてまとめることにしました。普段の診察室で話すことの説明根拠についても本編の内容を見れば十分理解してもらえると思います。

夜間頻尿対策の生活指導をするうちに、夜間の排尿回数の改善努力が高齢者のアンチエイジングの指標の一つになるのでは、と思い立ちました。夜間頻尿の状態は、死亡率や骨折率だけでなく、老化を防止するチェックポイントとも重なり、深い示唆に富んでいます。当院では他にあまりみられない考え方をもとに生活指導を行っています。その源が目標達成シートです。夜間頻尿を構成する要素は常識的に排尿蓄尿症状、夜間尿量、睡眠の3つの因子ですが、その他に代謝、高齢者生体機能、夜間多尿、睡眠パターン、生活習慣の生体機能に関係する5つの背景因子を加え、目標達成シート（曼荼羅《まんだら》シート）を作成しました。合計8つの因子のそれぞれに8つのキーワードを配置して夜間頻尿の改善の方向性と関連性を浮き彫りにできるように病的因子だけでなく生理的諸現象の背景を取り入れました。それは、夜間頻尿をわかりやすく俯瞰《ふかん》できる効果があります。各項目のデータをつなぎ合わせて生活指導を行い、当院の学会発表、自由研究の臨床データも混ぜて説明し、治療方針と生活指導の流れについても説明します。

学問的には、夜間頻尿ガイドラインの中に行動療法が生活指導として記載してあります。しかし、これは大きな壁ではありますが、内容は論文の集合的な生活指導のように感じ、生体機能を加味した総合的な生活指導ではないと思います。当院では治療に付随して一歩はみ出し、目標達成シートに従った生活全般の総合的な生活指導を積極的に行っています。

代謝を上げると効果が上がる理由として避けて通れない問題で、抗利尿ホルモンがどのように関与しているのかについて触れなければならないと思います。そして、夜間頻尿のもう一つの不可解、不確定な問題点として、中途覚醒が原因となるトイレ行動をいかに減らすか、についても挑戦しなければならないと思います。これを本にして現在の考え方、診療内容をまとめて夜間頻尿の正体に迫る工程表を示しました。内容が独りよがりと思われようが、日々診療で患者さんと話し合ってそれについて検証を続けていますので、確かな手応えを感じています。

夜間尿量と睡眠に関する当院の生活指導の骨子は、季節に適応して運動や入浴で代謝を上げて入眠し、深部体温の十分な下降で深い睡眠を少しでも長く取得して中途覚醒や尿量を減らすことを主体にしています。その根拠として代謝、体温調節、血液移動と血液配分、熱放散、深部体温、睡眠パターン、季節的変化などの知見データを連携させた考察にあると思います。さらに、この関連性が抗利尿ホルモンの分泌に対していかに関与しているのかを検討する価値があると思います。そして、老人の生体機能的特徴、季節的変化をカバーできるのは、代謝を上げる習慣を作り、血液移動を起こして深い睡眠を獲得することだと思います。このような知見は、「環境温度の生理学」「体温生理学」「運動の生理学」の中からも引き出されており、睡眠と共に夜間頻尿に深く関連していることに後で気づきました。夜間頻尿はこれらの関係性を加味して考え、抗利尿ホルモンとの関係性を考慮すれば、当初はまさに深淵の中での話のように私には思われました。その深淵とは代謝、発汗と尿量、生体機能の老化、深部体温、睡眠パターン、血漿《けっしょう》浸透圧、抗利尿ホルモンの関係を考察することです。そこに夜間頻尿の正体が隠されており、その正体に従えば、代謝水準を上げて夜間頻尿を減らすことの重要性を理解できるし、老後の健康の道標《みちしるべ》となるものが何かがわかると思います。

ここで得た知識をもとに、現実の生活に向けて発信したいことがあります。それは体力を持ち続けるためのルーチンワークなどの自己管理、1日の過ごし方、夜間頻尿の危険信号などについてです。高齢化に向けていかに夜間頻尿と向き合うかが重要です。夜間頻尿には奥深い意味があり、各方面から見つけた周辺の知見のもとに、クリニックのフィールドワークで得たデータを使い、夜間頻尿の生活指導を考えることが私のライフワークだと思っています。それが、高齢者の生活改善につながり、当の私の身をもって確かめられるのであれば幸いです。そのような想いで何とか世に残そうと本編を書き綴りました。

もちろん、この生活指導は引き出し豊富で、あらゆる方向から排尿現象を説明できるし日々の生活の変化にさえ補足説明できると考えます。夜間頻尿の診察は私にとって興味深いものであり、ルーチンワークの一部です。それぞれの患者さんに対する、私の代謝を主眼とする生活指導の説明は当院に特徴的なものです。最終章［七］では質問に答えるかたちでわかりやすく夜間頻尿について記述したつもりです。それにはちゃんとした根拠があることをこの本編の中で説明していきたいと思います。また、将来、高齢者になる人も人体の代謝の仕組み、睡眠を理解し、排尿の意味を知れば、パフォーマンスも上がり、充実した人生にすることも可能だと思います。若さの特権に甘えず、己を理解して生活を積み上げて行って欲しいと期待しています。

[一]

健康や生活を脅かす夜間頻尿とどう向き合うか

この章の流れ

［一］章では、夜間頻尿の定義と世の中で行われている調査、症状の全体像と年齢的頻度、そのもたらす意味合い、泌尿器科外来で約31年間診療する中で夜間頻尿を通じて感じた患者さんの印象、経過からみた老後の過ごし方の問題提起などを述べています。そして当院（現場）でのリアルな夜間頻尿の実態として、外来患者統計（年齢、季節性）と治療経過、季節性の全体像などを示しました。内服治療に生活指導を加えると、確かに夜間頻尿改善の効果をあげており、生活指導の効果の大半は「代謝を上げ、ぐっすり寝る」ことによるものと考え、代謝で熱エネルギーを上げることの重要性がわかってきました。

1．夜間頻尿がもたらす日常生活への影響（疫学調査）

夜間頻尿の定義

夜間頻尿の定義は、「夜間、排尿のために1回以上起きなければならない症状」とされています。若い人は膀胱が柔軟であるし、成人でも筋肉量、活動量が豊富なため0回がほとんどだと思われます。しかし、高齢者の日常生活では、膀胱の劣化もありますので、1回以内は正常で、2回未満であれば、自分自身が困らなければ異常とはいえません。2回以上が常態化しているとほとんどの人が嫌な思いになるでしょう。よって、高齢者の夜間頻尿は1～2回が正常と思います。なお、日常の1回排尿量は200～400ccといわれ、1日尿量は1000～2000ccが目安です。

日本排尿機能学会の疫学調査

日本排尿機能学会の疫学調査（2002年11月から2003年3月、4480名、アンケート形式）では、下部尿路症状の疫学調査で下部尿路症状の日常生活で何が不都合かを

下部尿路症状のQOLに対する影響

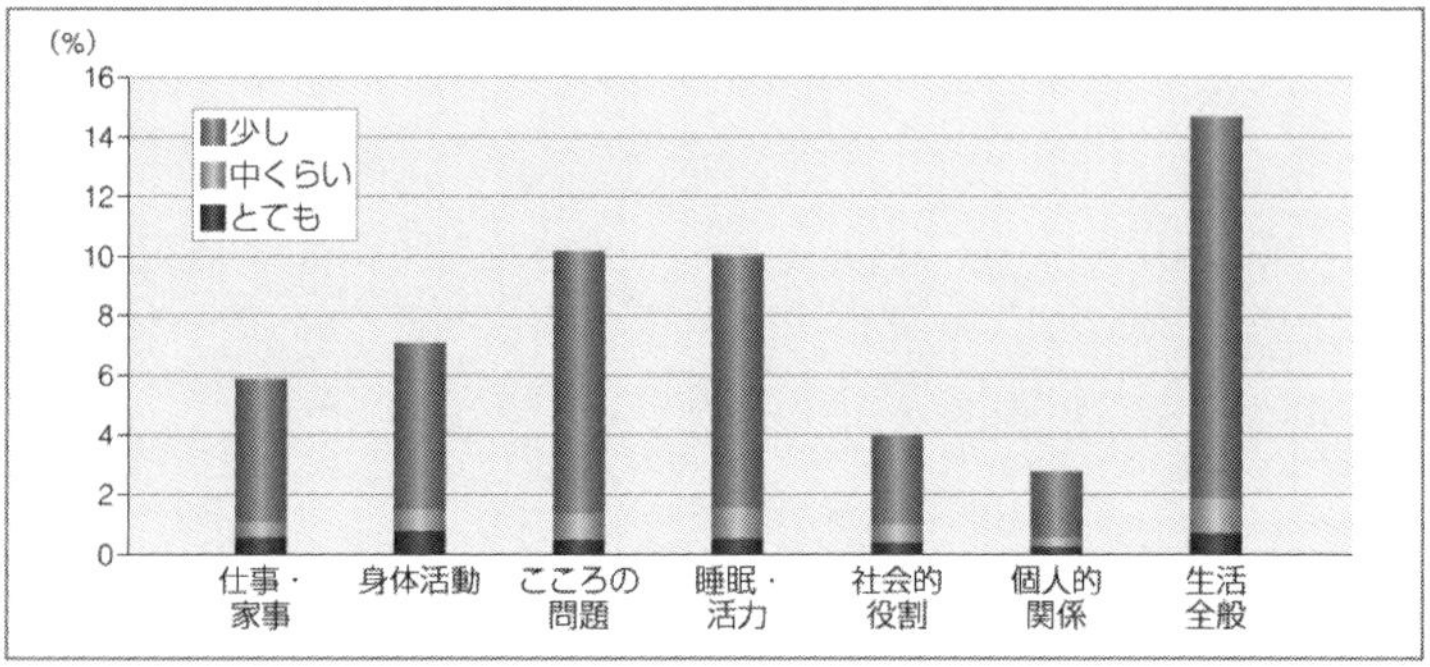

下部尿路症状の日常生活に対する影響

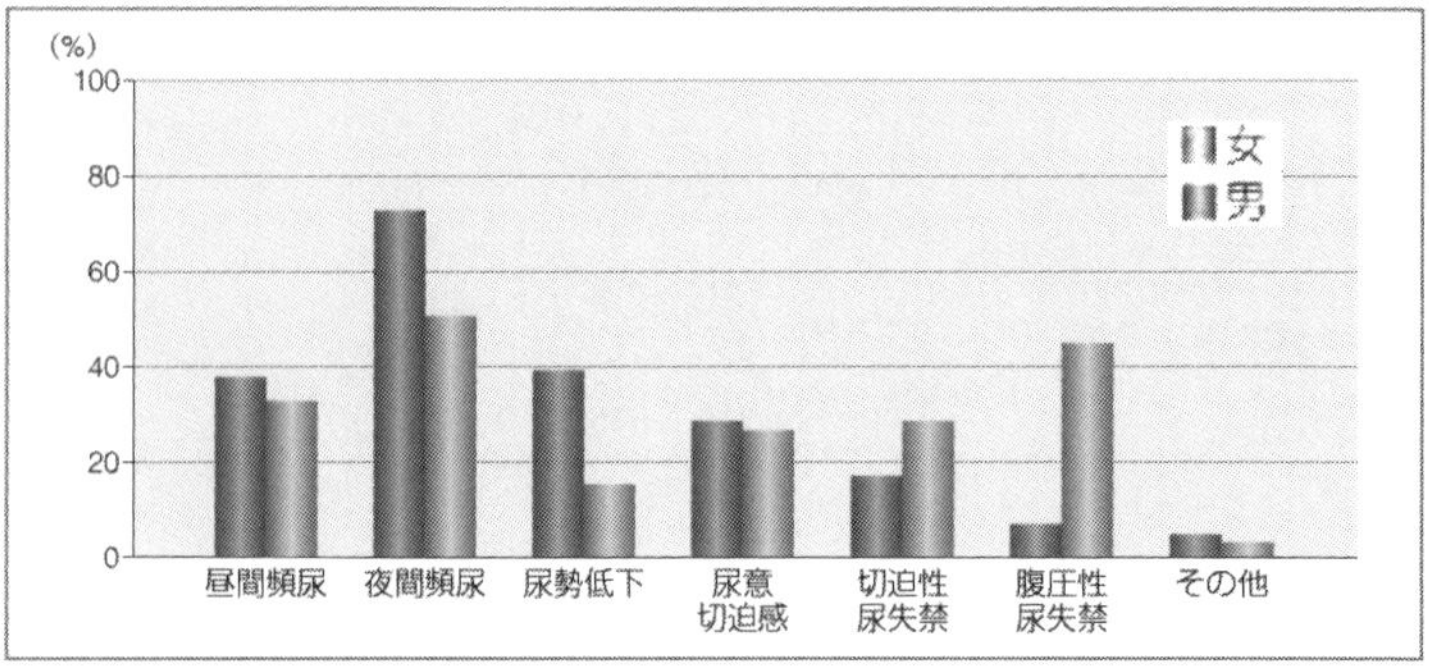

（旧版）男性下部尿路症状診療ガイドライン　より

調べた結果（右上図）、影響は心の健康、活力、身体的活動、家事・仕事、社会活動などの領域に及んでいました。問題となった症状の不都合の度合いは、右下図によれば、夜間頻尿、昼間の頻尿、腹圧性尿失禁、尿意切迫感*、切迫性尿失禁、尿勢低下の順となり、一般的に蓄尿症状の方が排尿症状より影響が大きい傾向があります。男性では夜間頻尿が最も困る症状で70％以上が不都合と感じ、女性では夜間頻尿と腹圧性尿失禁が同等という結果でした。このように、夜間頻尿は、高齢者の普段の生活にかなりの困惑、影響を与えます。生存率にも影響し、骨折等も頻度が上昇するといわれますが、その影響力はそれ以上に及びます。生存率や骨折率の問題は氷山の一角にしか過ぎません。

*尿意切迫感とは、水に触れたり、音を聞いたりなどしたら急に尿意をもよおし我慢できなくなる状態で、過活動膀胱症状の特徴です。過活動膀胱質問票（ＯＡＢＳＳ）の質問3に該当します。

下部尿路症状が日常生活で与える影響、特にその中で夜間頻尿が、特に男性優位で煩わしい現実がこの統計グラフで示されています。また、年齢的には、高齢になるにつれてその頻度が急増することはいうまでもありません。夜間頻尿はなぜ起こるのか、高齢者はどのように対処していけば良いのか、それを探るお話の始まりです。

排尿障害に関する様々な症状が、年齢的にどのように変化するかは興味深いものです。これに関するデータがありますので紹介しておきます。夜間排尿回数はもちろんですが、その中で、尿意切迫感、切迫性尿失禁に注目してください。これは年齢が70代を超えてくるにつれて頻度曲線が上昇する様子は、見比べれば、夜間排尿回数に大きな影響を与えていることを示唆しています。

また、左図に示すように、夜間排尿回数、尿勢低下、尿意切迫感、切迫性尿失禁についての年代別頻度のグラフを見てみてください。

50歳以上男女での夜間頻尿3回以上の出現頻度は、男女とも年齢の高齢化とともに70代に上昇し、特に80代から急上昇が見られていました。その上昇カーブとほぼ並行して男女共に出現するのが尿意切迫感、切迫性尿失禁の頻度です。それは、夜間頻尿に過活動膀胱がかなり関与していることを示唆しています。

尿勢低下については、特に男性は毎日意識する人が50、60、70代と比例的に上昇し、80代で少しゆるやかになっていました。

以上より尿勢低下の影響、つまり残尿量の悪化を想定すると、70代までにだいたい出そろい、過活動膀胱症状は高齢化するほど症状頻度が増える傾向にあることを示唆している

尿勢低下、尿意切迫感、切迫性尿失禁の年代別頻度

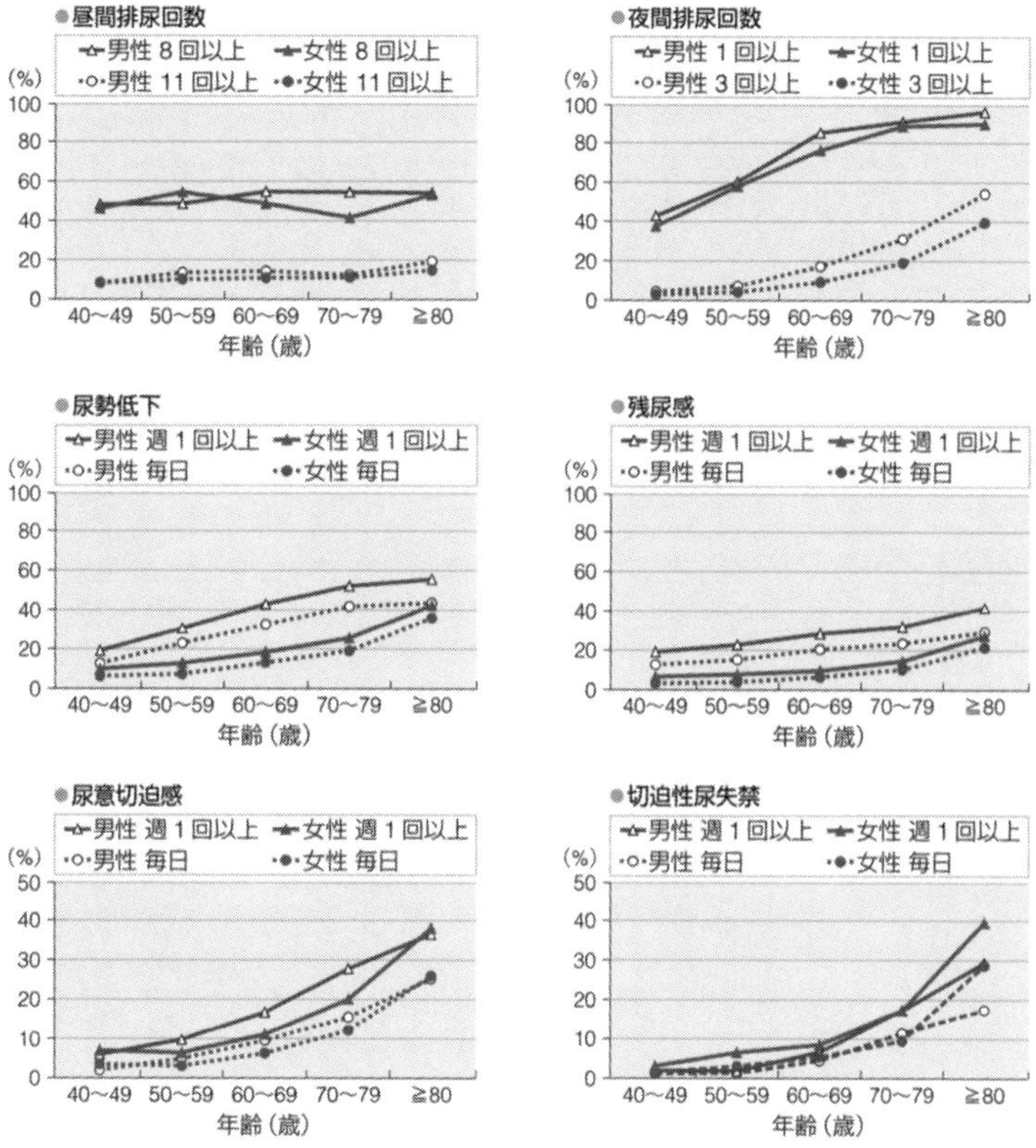

本間之夫ら　排尿に関する疫学的研究委員会．排尿に関する疫学的研究．日排尿機能会誌 2003; 14: 266-277
女性下部尿路症状診療ガイドライン［第 2 版］より出典

と思います。

この統計で考えると、**夜間頻尿はまず前立腺肥大の影響をうけるが、そのうちに80代では過活動膀胱症状が加わりやすく、頻度を増して行くと思われます。**これは臨床治療をする上で、大変参考になります。

高齢者の命運を握るといっても言い過ぎだとは私は思わない「夜間頻尿」ですが、その傾向は前述のように疫学調査を基にしています。疫学調査とは、病気の実態、全体像とその特徴などを調査して治療の方向性を探る手段です。それでは、これまでに夜間頻尿に関してどのような疫学調査が行われてきたのかを、**「夜間頻尿診療ガイドライン【第2版】日本人調査の報告」の収集**した報告から見てみたいと思います。なぜなら、日本ならではの特有の四季があり、日本人の生活に深く関わっているからです。ここで夜間頻尿に関する大規模疫学調査で見られた研究結果を記載し、現状を把握しておきます。

(1)まず、集団調査の結果が示されています。
〈Ｈｏｍｍａの研究〉 40歳以上の４５７０人を対象に調査。
夜間頻尿1回以上の方は69％、3回以上が14％を占め、最も影響の大きい下部尿路

症状（LUTS）は38％にみられた。（2006年）
〈Fukutaの研究〉　40～79歳男性135人を対象に調査。
15年の観察で平均夜間排尿回数は1・1回から1・6回に有意に増加した。夜間頻尿は最も経時的変化が顕著なLUTSであった。（2012年）
〈Hirayamaの研究〉　65歳以上の3685人を対象に調査。
1年間に夜間頻尿Ⅳ2の割合は47・0％から50・3％に増加した。そのうち、20％は新規出現したものであり、15・4％は消失（改善？）した。（2013年）
⑵次に一般住民を対象に夜間頻尿のリスク因子や夜間頻尿が及ぼす影響を検討した研究結果が示されています。
〈Yoshimuraの研究〉
- 男性4568人、女性1949人を対象に調査。夜間排尿1回以上の方は28・5％を占め、高血圧や糖尿病と関連を示す。性差なし。（2004年）
- 41～70歳まで約1150人を対象に調査。温暖な地区では冬に悪化するなど、季節と関連を示す。（2007年）

●女性5980人（平均52・6歳）を対象に調査。夜間頻尿（2回以上の夜間排尿）の方は、年齢、睡眠時間（不眠）、尿意切迫感、log（BNP）（心臓の負荷を示すホルモン数値）、腹囲、BMI、閉経、高血圧の既往と関連を示す。

〈Nakagawaの研究〉

70歳以上の784人を対象に調査。夜間頻尿2回以上の方は、その後5年間の転倒による骨折、死亡のリスクが、それぞれ2・20倍、1・91倍に増加。（2010年）

〈Obayashiの研究〉

●60歳以上の861人を調査。尿中メラトニン濃度と夜間頻尿は逆相関を示す。

（2014年）

●60歳以上の1086人を調査。夜間排尿回数は、客観的および主観的な睡眠障害と関係を示す。（2015年）

●60歳以上の866人を調査。夜間頻尿2回以上は、その後2年間のうつの新規発症のリスク因子である。睡眠を含めて補正すると、この傾向は男性のみで有意であることを示した。（2017年）

〈Saekiの研究〉

●60歳以上の1065人を調査。日中の室温が低いと夜間頻尿のリスクが高いことが示された。（2016年）

〈Itoの研究〉

●18歳以上の女性18952人を調査。低いBMI（＜18・5kg／㎡）と高いBMI（＞25kg／㎡）のいずれも、夜間頻尿2回以上のリスク因子であることを示す。（2019年）

ここで見る限り夜間頻尿の背景因子として、本書が話題とする「代謝」については触れられておらず、疫学調査にかかりにくい項目になるのかもしれません。季節的変化については、Yoshimura、Saekiの研究で関係性が調べられていることが把握できます。また、高血圧や糖尿病との関連性が指摘されています。早朝では血圧が夜間尿量の増加に関係があると思われます。

2．夜間排尿回数が健康のバロメーターになる

長期の間、数多くの診療をしてわかってきたことは、夜間排尿回数は、高齢者が1～2回以内で管理できれば生活全般が健康的であると思うことです。この理由については後述します。活動水準が高く、季節に対応しリズムのある生活を送っていれば、夜間頻尿は少なく健康的な生活が送れます。

夜間頻尿の出現

老化の進行を遅らせ、自立生活を長くするにはどうしたらいいか、夜間回数とともに考えていきたいと思います。20代の若い時は動きが活発なので代謝量が多いが、年を重ねるにつれて次第に生活活動代謝量や基礎代謝量が減少していきます。夜間頻尿に関しては、50代までなら無いのが当たり前ですが徐々に増えて行きます。60代以上では前立腺の組織の柔軟性が失われ、変形、肥大してくるし、それに加えて年齢的にも代謝量が減って睡眠が浅くなって夜間尿量が増えており、夜間排尿回数が増えて夜間頻尿の状態になる条件が

整ってきます。そして70～80代では過活動膀胱症状が加わり、さらに頻度が増えていくのです。

年代的に見た内服治療の効き方

31年間の診察室での経験で、高齢者の行く末を概観してみます。50代60代70代前半までに前立腺肥大症や過活動膀胱になった人は、内服治療でよく反応し、夜間頻尿もすぐに正常化することが多いですが、それ以降の70代後半になると抵抗性を示す人が多くなってきます。そこで生活指導で介入すると改善します。夜間頻尿が改善せず、生活指導で介入しなければならない人は、あまり意識した運動のルーチンワーク（定型活動）を持たず、活動水準が低くなっている人が多く見受けられます。なお、運動のルーチンワークを持った人とは、日々決まった運動行動を行い代謝の維持増進を実践している人を指します。これを60代から積み重ねている人は、他病が無ければ超高齢になるまで体力、生体機能を持ち続ける人たちです。

高齢になると、病気の矢が降り注ぐ戦国時代の戦の中にいるようなもので、大きな損傷を受けないように盾と矛と生き抜く意欲を持ち続けなければ倒されてしまいます。80代を過ぎると、生活指導を加えても治療抵抗性を示すような人を多く見かけるようになります。一方で、生活に活動のルーチンを持ち、積み重ねている人は90歳になっても0～1回の人が多く通院していて自立生活を送っていますが、多少の家族の援助もあるのかも知れません。今や、目指すは90歳超えが普通の時代です。自立生活ができなくなり、認知症、フレイル*、老年症候群**などに進むと自分自身ではどうにもできずに、生活指導も効果なく、夜間頻尿が3～5回が常態化し、生活の予備能力が限界に達します。どうでもよくなり、やがて家族もやむに止まれず施設入居の判断をしてしまう例をたくさん見てきました。この状態では、よほど管理しなければ夜間頻尿は減らず、オムツになり場合によっては施設入居になります。失禁パンツ代、オムツ代もばかになりません。特に、独居生活では、無為にじっと座っていることが多くなると、食欲も落ちてやせてきて、意欲もなくなりフレイルへと進んでいきます。

▼夜間頻尿の状態が健康のバロメーターになる

以上より、夜間頻尿が治療抵抗性に不可逆的に増える時は、身体機能、生体機能が低下し、自立生活が困難なフレイルや老年症候群の状態になっていることを示唆しています。

50代60代は疾患があれば内服薬で夜間頻尿はすぐに改善し、生活指導はほとんど必要ありません。仕事がルーチンワークになっているからです。70代では生活指導が必要な場合が増えるが、その効果は意欲を持った生活行動次第で改善します。ルーチンワークの積み重ねのない場合、80代ではほとんどが生活指導が必要になり、効果にも抵抗性が増えてきます。80代の治療（内服、内服＋生活指導）抵抗性で3回以上が常態化すると、これは効果無しを意味しており、プレフレイル＊＊の段階に入ったことを示唆しています。これが老化によって引き起こされる夜間頻尿の特徴であり、危険信号です。高齢者は、健康を損なったり老化が深刻になるほど夜間頻尿が増えやすくなり、夜間頻尿の状態が身体状況的にも日常生活的にも健康のバロメーターになることは確かだと考えます。

▼診察室で見た夜間頻尿の示唆するもの

このように、夜間頻尿の状況を診察室で俯瞰してみますと、夜間排尿回数は、短期的には活動水準の低下、長期的には老化の進行を反映するものと思われます。なぜそうなるかは、高齢者の生体機能の仕組みを見ていけば、理解できるのではないかと思います。無為に座っている時間が長いと、活動水準が低下し、うたた寝もしがちになり、夜間睡眠時に中途覚醒が起きやすくなり、夜間頻尿の状態になります。不健康サインで無気力、身体活動の低下などが原因で、長期化するとプレフレイルの状態になります。よって、夜間頻尿の状態は健康状態や健全な生活の目安になるのです。危険信号を察知して、何人もの人をデイケア、デイサービスへの道筋をつけました。例えば、80代以上は、治療してみて効果のない夜間頻尿が3～5回の場合は、すでにプレフレイルに入ってないかチェックする必要があると思います。自由研究の調査でわかったことは夜間頻尿の状況で潜在的な支援、介護の必要な兆候を測ることができそうだということです。

近未来では、ウェアラブルＩＴ端末で通信された患者データをＡＩが判定し、健康を支えるようになるかも知れませんが、その判定材料の一つに夜間頻尿の状態が加えられ、健康のバロメーターとして高齢者の生体機能を支えるようになるような発展があると確信しています。個人的にはスマホやスマートウォッチで自己管理する時代がそこまで来ていると思います。

＊フレイル（Frailty）とは、心と体が弱々しくなっている虚弱状態で、要介護の一歩手前の状態

＊＊ 老年症候群とは、いろいろな病気が組み合わさって衰弱している状態
＊＊＊ フレイルの前段階で支援が必要な状態

3．老後の常識！ 日常生活を自己管理

多くの高齢患者を長年見聞きしていると、健全な老後生活が見えてきます。そこに健康志向を持続させる自己管理の重要性を知ることができます。それを行っている患者さんは決まって夜間頻尿から解放されています。その秘訣を考えてみました。

▼退職後の生活様式が老後を決める

仕事があり、リズムのある生活を送り、活動水準が高ければ睡眠もよくとれるのが普通です。しかし、退職後は規則的な生活リズム（ルーチンワーク）がなくなる人は、活動水準が下がるので、生活習慣病等がひそかに進行しやすく大病につながりやすい傾向にあります。そのうち老化の生体機能の劣化現象として肥満や筋力の低下に生活習慣病が加わり体力、代謝量が落ちてきます。それとともに夜間頻尿の状態が増えてきます。代謝量と関

係が深いのは、食事で発生する熱量と筋肉から発生する熱量です。これらの改善、維持が老後の健康的生活には必要であり、早くて60歳過ぎ、70歳代の元気なうちに運動、趣味などのルーチンワーク（定型活動）を持って意欲的に維持、継続することが大切です。これは老後の常識であり、日常生活を自己管理する意識、意欲が大切なのです。

▼診察室から見えてくるもの

当院は大都市大阪に行き来する人の多い、緑の残る衛星都市、茨木市に在り、人口28万で高齢者が増えてきました。診察室で話を聞いていると、いろいろ教えられることが多く、50代から90代までの患者さんの様子と変化を目の当たりにしていると、老化の概観に気づかされます。

退職した元気な患者さんの日常生活を聞いていると、夜10時~5時の規則的な睡眠をとる人も多いことに感心させられることが多いです。早い人では暗い内からウォーキングにいく70代、80代の男性がかなりおられ、健康意識の高い人をよく見かけます。体を動かす高齢者は、ジム、ゴルフ、ハイキング、早朝ウォーキング、グランドゴルフ、ゲートボール、卓球、プール、自転車、カラオケなどを取り入れ、生活に行動のルーチンワークを作り、活発に動き回っている人の話をよく聞きます。私の行くジムでも、朝の開始は行列ができ、昼間も男女とも高齢者天国です。そうした人の夜間頻尿は、前立腺肥大症や過活動膀胱を治療すればたちどころに改善し、0～1回になる場合が多いです。

70歳ごろから成人病などの有病率が増え、80歳を過ぎると身体の行動制限が出てきます。70代からは病気の矢が多く降りかかって病院通いも多くなる可能性があり、戦国時代の様相で生き残りをはかって早期発見の盾を持っていなければなりません。矢に当たらなければラッキーです。病気入院や手術などの大病をきっかけに徐々に体が細くなってくるのが一般的ですが、85歳を超えても元気な人は体格、筋肉量を維持し、脚腰のしっかりした人をよく見かけます。そういう人の中には、交流と生活リズムがあり、生活にルーチンワークを持ち、夜間回数がやはり0～1回の人がかなりおられます。聞けば、農業、畑仕事、仕事、趣味などがあり、規則性のある生活が続けられているとのことです。図書館通い、施設通いなど、何でも通うことで生活にリズムがつけられます。こうしたルーチンワークのある生活があれば、病気の盾となって歳を重ねられるし、夜間排尿回数を減らし続けられることになります。それまでに活動のルーチンワークができていれば問題ないのですが、できていない人は、老化の進行を防ぐには早くて退職前、遅くとも70歳代前半の他病が無いうちから、自立を長引かせるための健康作り体力作りが必要です。生きている目的が無いとぼやいて自己管理意欲を持とうとしない人も、自立生活が続けられなくなってもいいのかというと続けたいと言います。そんなものです。

自己管理の必要性

楽に流れず、老骨にムチをうって身体を動かし、人の意見も取り入れる柔軟性を持って自己管理をすることが、健康で長生きする秘訣なのかも知れません。しかし、85歳以上になると、努力するための家族や社会のサポートが必要かも知れません。独居でも家族のサポートを受ける患者さんでうまくいっている例はよく聞きますが、無ければ生活意欲に左右されるでしょう。いろいろな方がいろいろな対処でいろいろな人生があり、行き先が決まっていきました。診察室から見える光景です。

70歳過ぎのある患者さんが言いました。「男には3つの死がある。男性の死、社会的な死、本当の死。私は3つを同時に迎えたい」と。それは確かに理想ですが、現実では突然死でしか叶いません。人間には運命があり、いつ負の螺旋階段に突入してお迎えが来るかは誰もわかりません。こんな話をできる診察は泌尿器科ならではのキャッチボールでもあり、毎日の診察は結構楽しいもので、高齢になっても意欲、気力を保ち、脳のエネルギー消費を増やすことは、認知能力の維持につながります。苦もあり楽もあります。

高齢者の排尿障害の日常診療は、薬の処方、理解だけでなく、生活の自己管理を促すことが必要であり、学習し、気づき、身につけていくための生活指導を診療の中でしていくことが、私のやり方です。尿の色の観察も比重を見て体の状況を判断する上で役に立ちます。季節に対応した行動のアドバイス、生活の状況観察、泌尿器科疾患の管理等を平常診療で行います。そして、アドバイスをし、学習の手助けをするのが継続診療の意味合いです。薬だけを求めて来院し、自分流の思考に終始する人にとっては薬の効き目以上のものは何も与えられません。個々の生活を客観的な目でチェックする立場がクリニックにはあり、それを機能させることが相互に大切であると考えます。そして、高齢になっても相互に学習、検証の機会でもあるのです。

衰弱していく高齢者達

一方で、夜間頻尿が改善せず、生活指導で介入しなければならない人は、普通に暮らし、活動レベルが低くなっている人が多く見受けられます。特にコロナ感染が蔓延している時は生活リズムを見失っている人を多く見かけました。何をすることもなく座る時間が長いと、うたた寝をしたりして昼夜逆転で夜間排尿回数が増えてしまいます。２０２２年は、コロナ下で散歩も抑制している人もいて、当然のことながら夜間排尿回数も増えています。また、暑熱下に家に閉じこもる人が多く、昼夜逆転で夜間頻尿が増えた人も多かったです。「朝や夕方の風のある日とか、外出のチャンスはいくらでもあったのに。自宅にこもっていると先入観で運動の機会を失う判断ミスが起きますよ」とよく言っていました。

家で座位時間が長く、無為に過ごし、これが長期化すると痩せ細っていく可能性が高くなります。これがフレイルの入口です。認知症、ロコモ症候群*、サルコペニア**、フレイル***、老年症候群****、などに進む危険が増してきます。自分自身ではどうにもできずに、生活指導も効果なく、夜間頻尿が3~5回と続く人たちを見かけます。P.48の上図はフレイルの位置関係を示していますが、要介護の一歩手前の状態でいろいろな合併症や身体機能の脆弱《ぜいじゃく》性を持った様子が示されています。慢性疾患を併存し様々な老年症候群の症状を持つと、P.48の下図にあるように生活の予備能力が減少し、身体機能障害でオムツとなり、やがて要介護度が高くなり機能不全となり死に至るのです。

▼プレフレイルの危険信号

健康体とフレイルの境界のプレフレイル状態では、生活のリズムを作るためにデイケア、デイサービスを勧めています。そうすれば、フレイル状態から脱することも可能だからです。それでもなお、自立困難の場合が続くと要介護になり、家人など周囲の判断でやがて施設入居になってしまう例をたくさん見てきました。この状態では、よほど管理しなければ夜間頻尿は減らず、オムツになって生活の質が低下してしまう場合もあります。逆をいえば、夜間頻尿の状態の悪化が、プレフレイルの進行を知らせていると思うのです。

プレフレイルの兆候は治療抵抗性の夜間排尿回数が3～5回と常態化することです。日々の目的、目標が希薄になり、活動水準が低下して座位時間が長くなった時にうたた寝しやすくなります。すると昼夜逆転して中途覚醒が増え、夜間頻尿が激しくなるのです。そして食欲も減り、負の螺旋階段を降りて行くことになるのです。診察室でプレフレイル状態に陥った患者に夜間頻尿の原因を聞くと、座位時間が長くなり昼夜逆転になっていることを認めてくれるのです。これは危険信号であり、生活のリズムを作るためにプレフレイルの高齢者の学校であるデイケアセンター、デイサービスセンターを、まだの人には勧めています。そうすれば、ある程度の回復があるとされており、それが改善の最後のチャ

フレイルと老年症候群

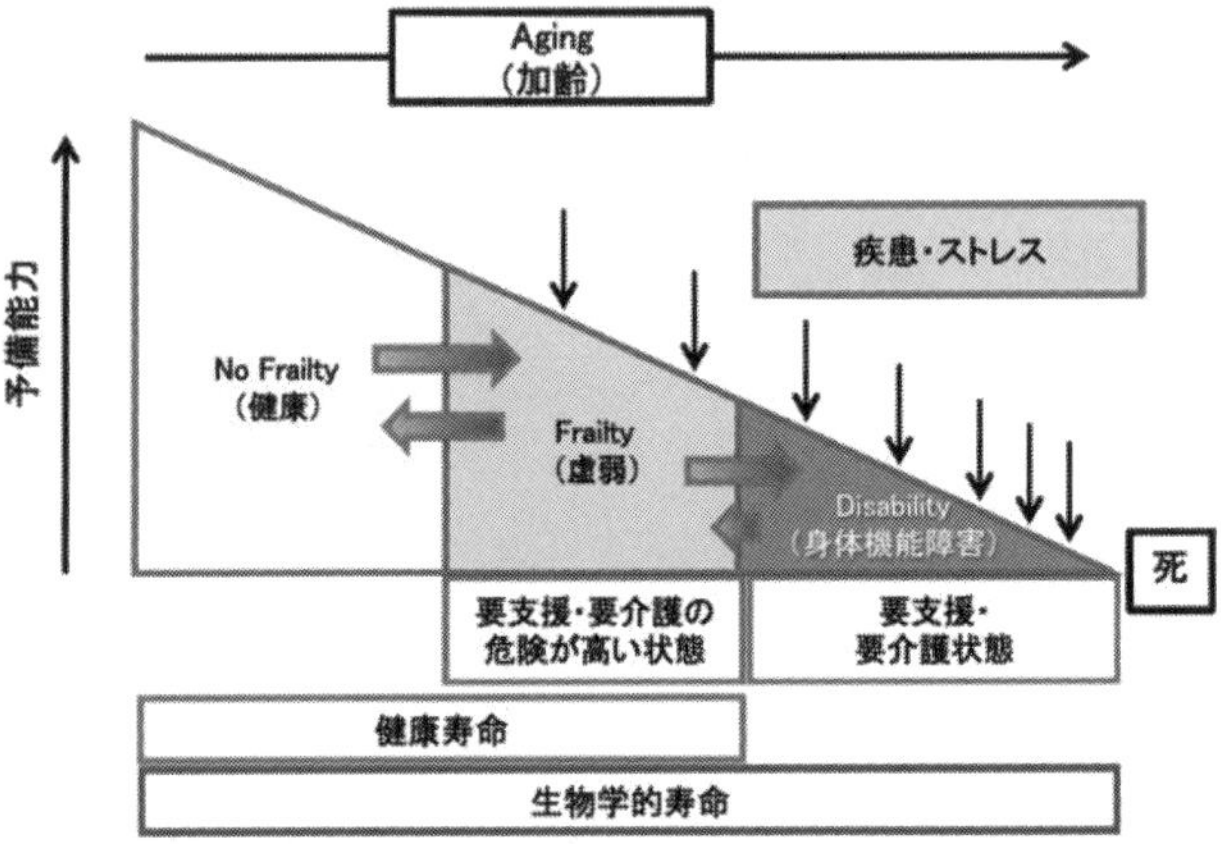

出典：長寿医療研究センター病院レター　第49号
虚弱（フレイル）の評価を診療の中に
http://www.ncgg.go.jp/hospital/pdf/news/Hospitalletter49.pdf

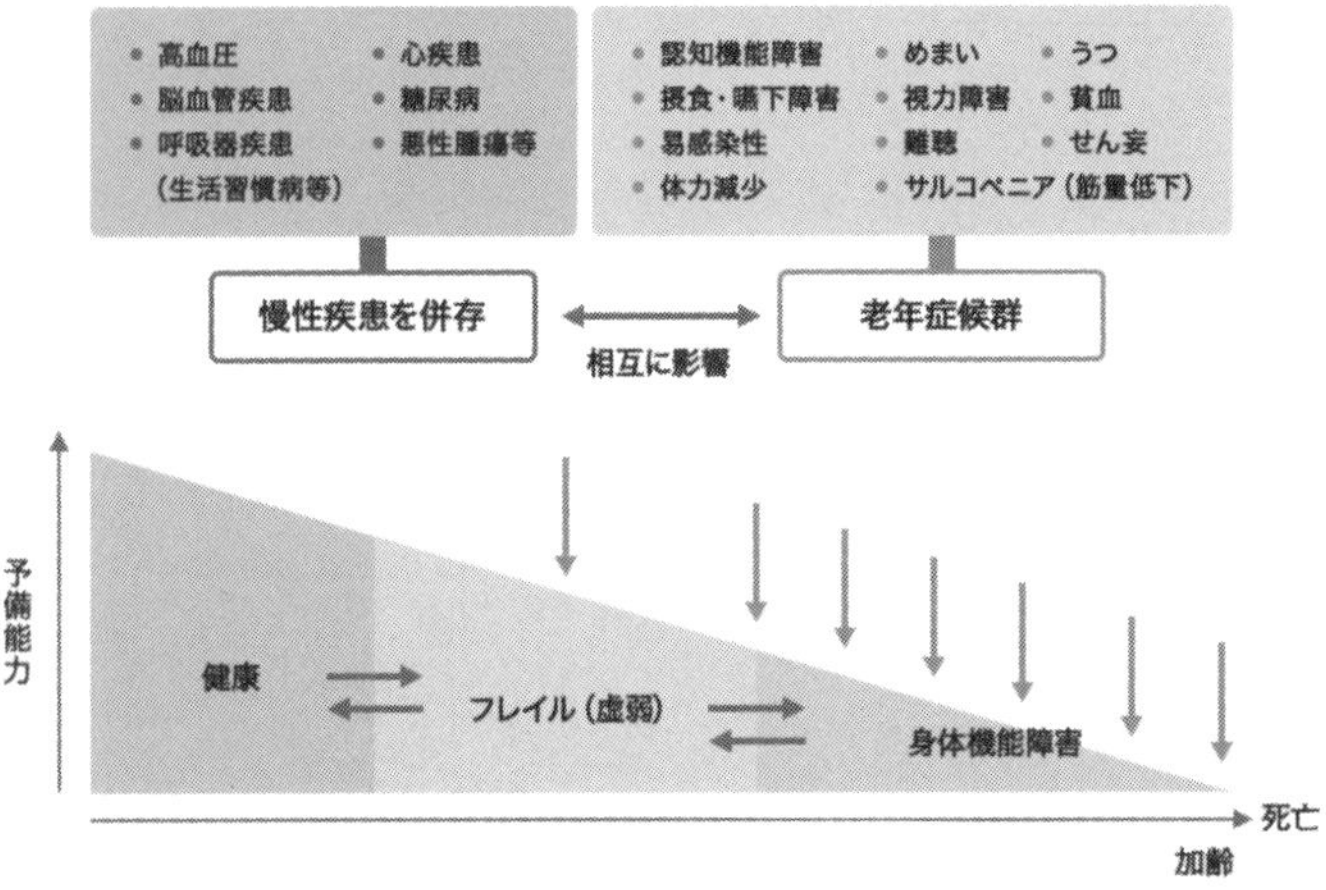

出典：平成27年度厚生労働科学研究費補助金
「後期高齢者の保健事業のあり方に関する研究」平成27年度総括・分担研究報告書

ンスなのです。その人の目的に合ったサービスを受けましょう。

＊ロコモ症候群とは、移動するための身体機能の能力が不足したり、衰えたりした状態
＊＊サルコペニアとは、加齢により全身の筋肉量と筋力が自然低下し、身体能力が低下した状態
＊＊＊フレイル（Frailty）とは、心と体が弱々しくなっている虚弱状態で、要介護の一歩手前の状態
＊＊＊＊老年症候群とは、いろいろな病気が組み合わさって衰弱している状態

4．泌尿器科でのリアルな夜間頻尿

当院で蓄積した生データから、高齢者の夜間頻尿の現実の実態に迫り、その特徴を示していきます。まず、夜間頻尿の実態をクリニックレベルでみて欲しいと思います。

▼当院で経験した夜間頻尿のデータから

当院では20年以上前から多くの排尿障害患者の治療を行うようになっており、多い時で月4～500人程度に前立腺肥大症治療薬を処方してきました。安定期の前立腺肥大症等では、現在は処方間隔平均約60日程度ですが、過去の多い日には日に20～30人は夜間頻尿

の話をしています。当院の治療については、泌尿器科学会や排尿機能学会でも発表をしました。しかし、組織の背景のない当院の発表はあまり問題にされないので、ホームページに書き込む程度にしてきました。いろんな自由研究のデータが手持ちにありますので、それらをまとめ泌尿器科のリアルな夜間頻尿の実態を示してみたかったのです。そして内服治療と、施行してきた生活指導でどの程度の効果があったのかを示していきたいと思います。その内容は、医院の定期通院患者数と年齢層、その夜間頻尿の年齢的な傾向、治療効果と治療抵抗性による夜間排尿回数の傾向、季節的な効果の動き、治療の目標などであり、医院の現場状況を図①～⑧で説明していきます。

まずは当院の治療中の患者と、疫学調査による年齢別の夜間頻尿の割合の比較を試みました。

薬の治療成績は薬の効力を知るために論文が多く発表されていますが、夜間頻尿の通院施設での治療中の患者がどの程度改善しているのかは世に出てきません。当院は幸い多くの治療患者を抱えており、様々な薬の組み合わせと生活指導で得られたその効果の集計データを持っています。僭越ながら自院と疫学調査を比較して、治療効果を載せました。他施設との比較はできませんが、それなりに効果が得られているので喜んでいます。

《当院の治療中の患者と、疫学調査による年齢別の夜間頻尿の割合》

「疫学調査結果と当院患者のある時期の治療成績において、年齢別の夜間頻尿の割合を比較」した図①をみてください。その疫学調査は日本で代表的な調査です。それは一般人を対象としたアンケート形式の集団調査であり、その38％が下部尿路症状を持つとされる集団です。そのデータと当院が以前に学会発表した「実地医療におけるＭａｌｅＬＵＴＳ＊の夜間頻尿」（２０１８年３～４月に通院治療した当院患者）のデータとをまず比較してみると、大変興味深い違いが確認できました。

＊ＭａｌｅＬＵＴＳとは、男性の膀胱、前立腺などによる排尿症状を有し、炎症を伴わない患者です。

図①. 未治療疫学調査と当院治療調査との比較

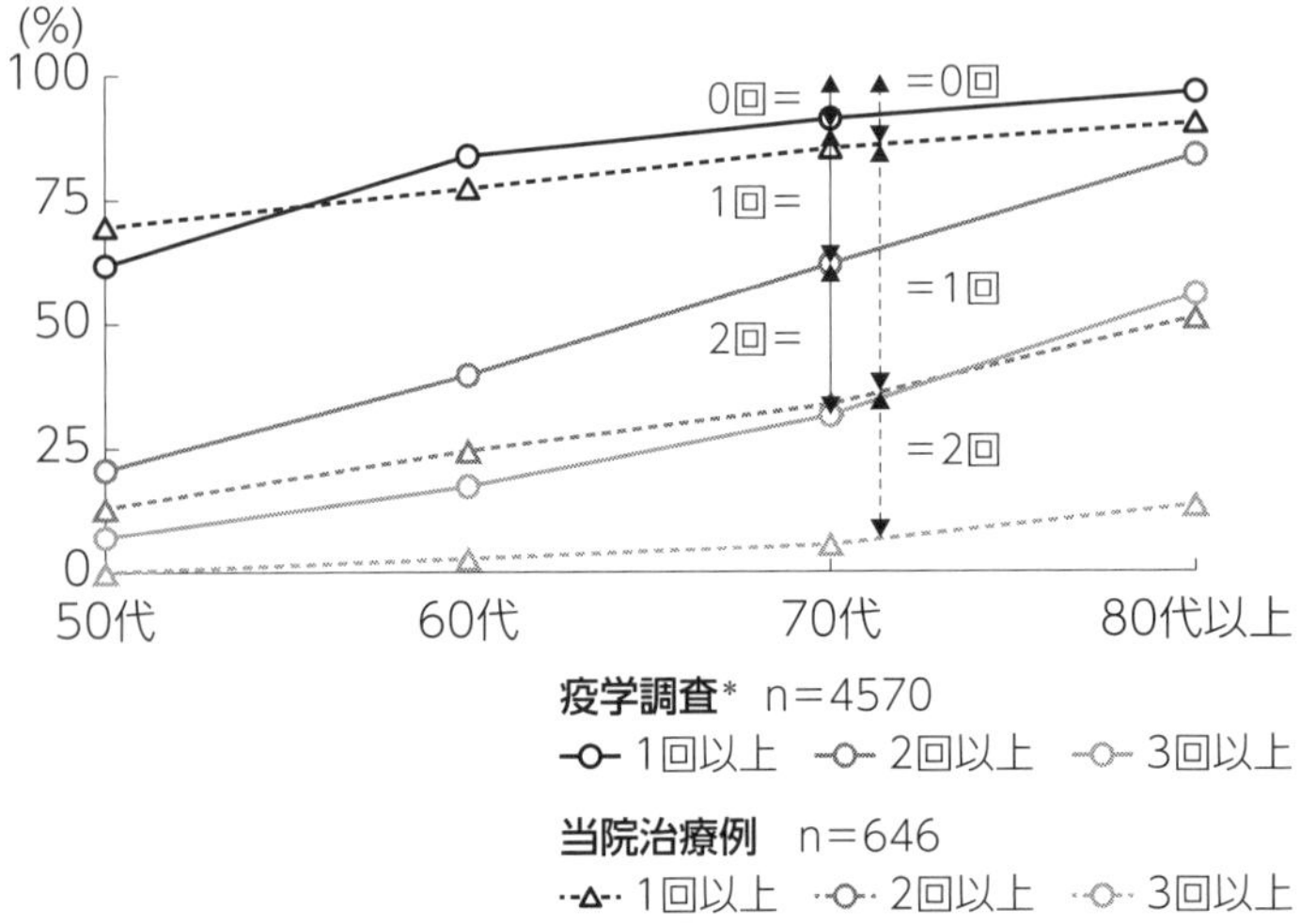

＊本間之夫ら；排尿に関する疫学的研究委員会
　排尿に関する疫学的研究．日排尿機能会誌 2003; 14: 266-277

疫学調査のデータ

図①の実線が集団調査の結果である「夜間頻尿診療ガイドラインに記載されている疫学調査データ」から作成したグラフです。この疫学調査を見ると、男女共に年代が上がるにつれて2回、3回、4回以上が増加し、特に70代、80代は著しく増加しています。特に男性は70代で2回以上62％、3回以上31・5％、4回以上11・3％であり、80代では2回以上83・9％、3回以上55・9％、4回以上21・2％という結果です。

疫学調査データと当院データをグラフで比較

図①の破線の当院データについて解説します。当院に2018年3〜4月に通院していた男性の下部尿路症状をもつ646例が対象で、その治療中に行った夜間頻尿調査の結果です。この時期は例年よりやや暖かい時期（平均気温11〜16℃）でした。LUTS治療（内服、内服＋生活指導）で定期通院中の患者の夜間回数を示しています。双方の対象者数、調査法には大きな違いがあり、単純には比較できませんが、敢えて比較検討させていただきます。

当院の治療経過では、70代が2回以上33・7％、3回以上5・6％であり、80歳代では2回以上51・2％、3回以上の無効例が13・5％と良好な結果でした。疫学調査（実線）の結果と比べてみてください。実線から破線への同世代間の変化を解析すると、2回以上は70代が62→33・7％、80代が83・9→51・2％と減少します。3回以上は70代が31・5→5・6％、80代が55・13→6・5％とそれぞれ激減しています。これから推定すると、当院の服薬と生活指導の治療成績がかなり有効であったことは明らかです。

さらに実線と破線の各グラフで1回以上と2回以上のグラフの開きで夜間排尿回数1回の占める割合をみると、疫学調査より当院通院者データの割合がかなり拡大しています。

また、当院世代間の破線グラフでは夜間排尿回数1回が50〜70代でみれば50代、60代∨70代ですが5割以上も占めています。80代以上では3〜4割となって効果が少し減り、治療に抵抗性が出てきています。疫学調査の世代間グラフの開きよりさらに拡大しており、当院の成績効果が良好であったことを示しています。

また、夜間排尿回数0回の占める割合については、疫学調査と当院データとの間にはあまり差は見られませんでした。0回（0・5回以内）は、生活指導をしても、年齢的に効果がなかなか望めないということを示しています。膀胱の柔軟性は若いころとは違い、膀胱の利尿筋が前立腺肥大の排尿抵抗で筋張って経年劣化するのは普通のことです。その上、睡眠も浅くなり中途覚醒が起きやすい生体機能の状態が高齢者にはあるため、高齢者では夜間頻尿1回は正常の範囲であるといえます。

以上より、当院の「内服、内服＋生活指導」の治療で、①定期通院患者は夜間頻尿がかなり改善していること、②50〜70代では夜間排尿回数が1回以内の正常範囲になる割合が7割以上であること、③80代以上では、1回以内が5割程度であり良好ではあるが、前の世代に比べて効果がやや減少し治療抵抗性が増えてくること、④3回以上の無効例は80代以上でさえも13・5％と非常に低かったこと、などがわかりました。治療の反応や効果か

図②．当院2019年7月の男性LUTS治療症例の夜間排尿回数と年齢分布

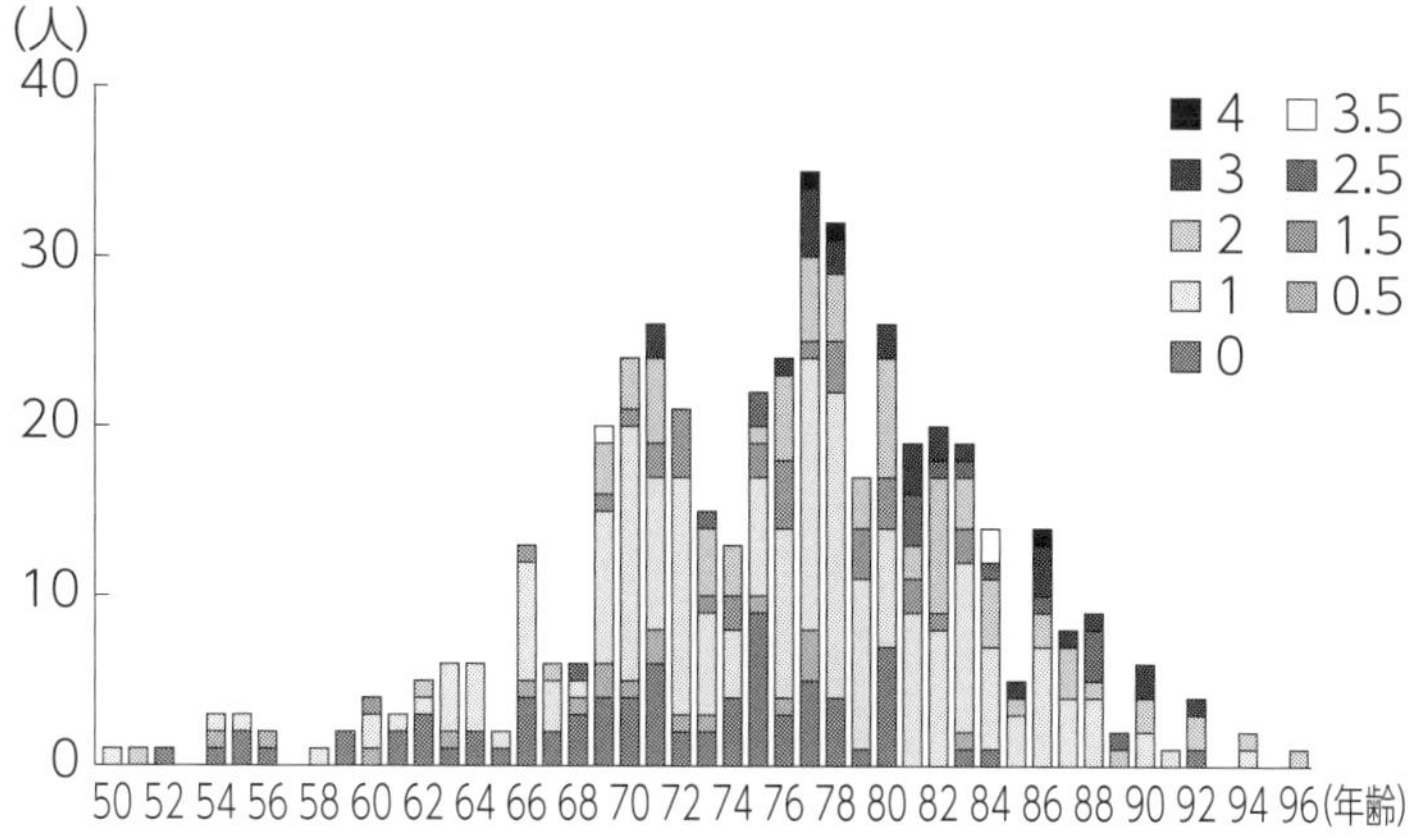

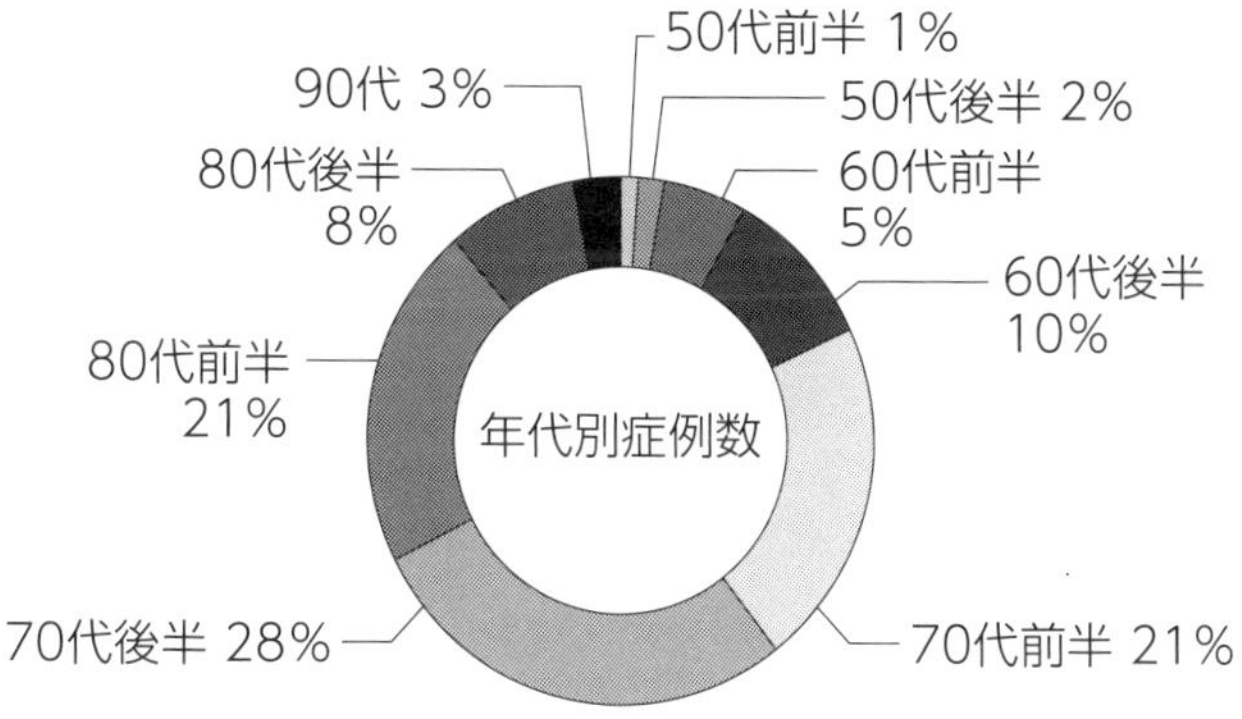

（図②．の年代別の患者数の割合をグラフ化）

ら見ると、確かに生活指導の併用が夜間頻尿改善効果をあげており、生活指導の効果の大半は「代謝を上げ、ぐっすり寝る」ことによるものと考え、それが原因追及のきっかけになりました。

夜間回数のカウントは、平均1回と平均2回との差が、聞き方答え方によって曖昧な面もあります。月平均といっても気温や生活である程度変化します。次に示すデータでは曖昧さを少しでも取り除くためにもっと厳密に聞く努力をして自由研究で調査してみました。

《男性LUTS患者の通院状況》

さて、医院の治療中の定期通院患者の全体像をみてください。次に2019年7月に行った当院の調査で、図②-「当院2019年7月の男性LUTS治療症例の夜間排尿回数と年齢分布」を示します。なお、気象庁によれば、この年の7月は平均気温26・5℃とやや低く、相対湿度89％と極めて高く、日照時間が例年の70％で降水量が多めで寝苦しい時期でした。男性LUTS（下部尿路症状）治療症例464例の夜間頻尿の状況について見ていただきます。この調査は夜間頻尿の回数判定を従来より厳密に聴取することにしました。早朝覚醒など、早朝時の排尿行動は原則7時間睡眠を基準にし、聴取にて入眠潜時、起床潜時をできるだけ除いています。月平均での夜間排尿回数の聴取は0回から0・5回刻みで4回までを調査をしてみました。なぜなら、患者の回数は固定したものではなく、日々変動するわけで、判定を少しでも厳密にするためです。例えば1回、2回が半々であれば1・5回とします。1回の方が多ければ1回、2回が多ければ2回としました。なお、この調査は2020年1月まで継続して行っています。

患者の年齢構成と治療（内服、内服＋生活指導）抵抗性の夜間排尿回数の年代的推移を示しています。男性LUTSの定期的通院患者は、70代（49％）、80代（29％）が大半を占めています。それぞれの年齢の人数と夜間排尿回数を棒グラフで示しています。なお、50、60代は定期的通院が少なく、症状改善もあって、経過観察か不定期通院者が多いという結果で実際より少なくなっていると思っています。通院患者の85歳以上は自立生活を送る人が多くを占めていますが、付き添われて来院することもありますし、通院が長く続かないためと長期処方依頼のため実際より人数が少ないと思います。

追加ですが、2023年3月13日の時点で直近3ヶ月間の受診者を調査しました。その中で90歳以上（最高齢99歳）の男性ＬＵＴＳ症例55例のうち、0～1回9例を含め、1・5回以内は20例（36％）で、その人達は比較的元気でほとんどが自力生活であり、サルコペニアやフレイルにならず、良好な日常を送っています。まれには、さほど努力せずに優秀な膀胱に恵まれて中途覚醒があっても尿意が我慢できる人もおられます。また、グラフの時期より3年半経過した現在の通院者数は、80代が70代と同数以上となり、81～84歳がピークとなっています。夜間頻尿の生活指導と家庭環境改善のアドバイスを通して元気な90歳超えが増えることを目指して、診療に励む世情になりました。

治療抵抗性と全体像

このグラフで定期通院者の全体像を見ることができます。全体を見渡すと、1回以内の高齢者が多く、80歳未満ではほとんどが1・5回以内でコントロールできていました。80歳代も半数は1回以内であることがわかります。それでも80歳以上では治療（内服、内服＋生活指導）抵抗性が徐々に強くなり、コントロール不良が増えていることがわかります。

また、50代、60代では1回以内がほとんどで、仕事のある世代では活動水準が高く、生活の規則性があれば夜間排尿回数が少なくなり、投薬のみで夜間頻尿は改善します。70代は治療で努力すれば回復力が保たれ改善の余地が十分にあるが、80代から回復力が徐々に減衰して抵抗性になりコントロール不良になっていく傾向が見て取れます。

このグラフでわかることは、当院の排尿障害に関する定期通院者の年齢分布の全体像と、夜間回数からみる治療の効果と抵抗性が高齢化とともに変化する概略が俯瞰できると思います。

先の図②を、もう少しわかりやすくみるために年代別の夜間排尿回数をまとめるとともに、治療効果については焦点を絞って1回以内の治療効果と3回以上の治療抵抗性についてまとめ、年代別の傾向をみてみました。

1回以内の治療効果と3回以上の治療抵抗性

次ページ図③のグラフでは、先のデータから当院定期通院患者における年代別の夜間頻尿の患者数と回数、それに治療効果と抵抗性について見ていただきます。夜間頻尿について、夜間頻尿診療ガイドライン（2009年）に、重度（3回以上）の夜間頻尿は後期

2019年7月の夜間排尿回数の年代別統計と分析（当院）

図③. 年代別症例数と
夜間排尿回数

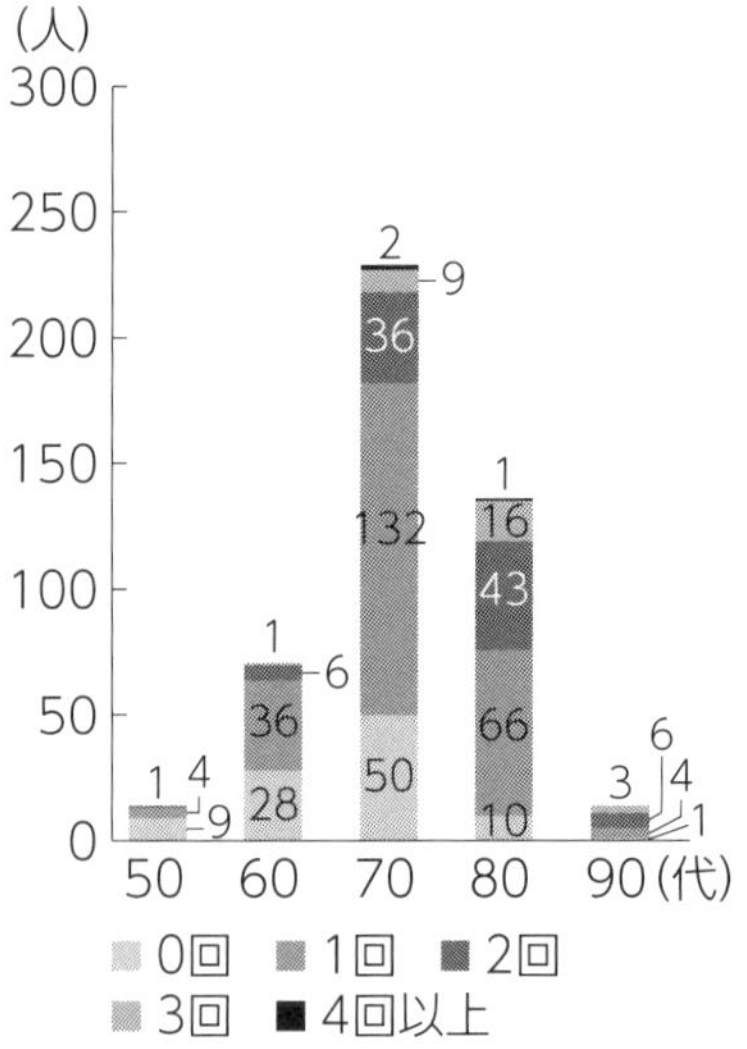

図④. 夜間排尿回数1回以内と
3回以上の年代別割合

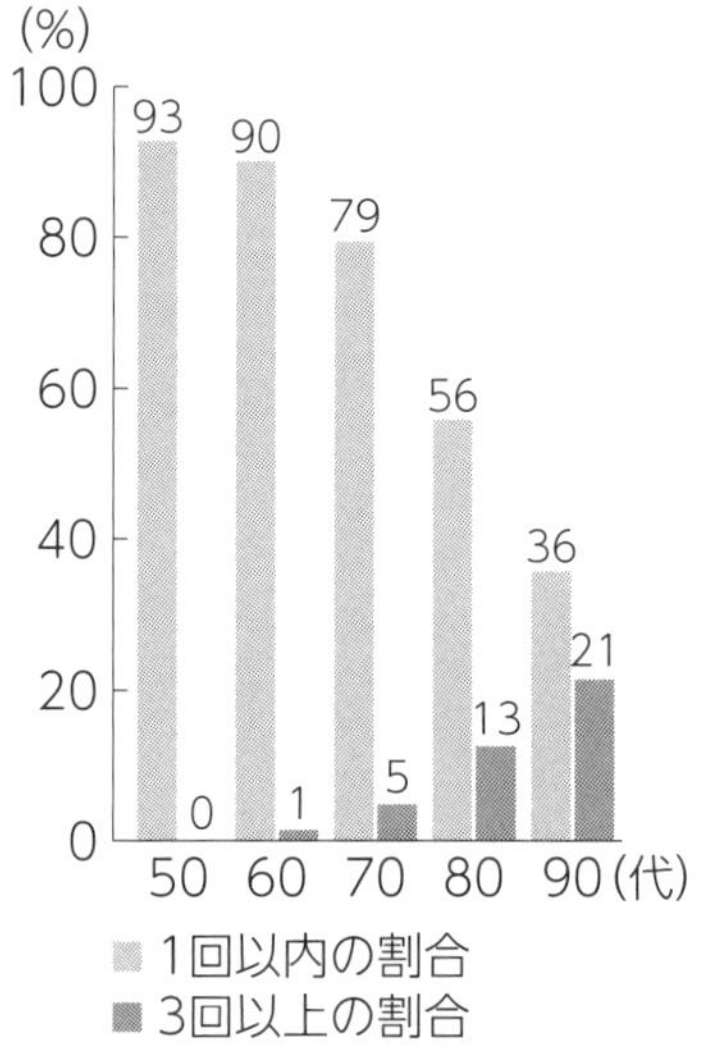

高齢者で特に急激に頻度が上昇することが示されています。80歳以上の治療（内服、内服＋生活指導）抵抗性について、上の図でさらに分析を進めます。

　左図は、当院ＬＵＴＳ通院治療中の患者で２０１９年７月に年代別に集計したデータから作成したグラフです。患者人数の年代別分布とその年代の夜間回数分布を示しています。ただし、０・５回以内を０回、１・５回以内（０・５＜x≦１・５）を１回、２・５回以内（１・５＜x≦２・５）を２回、３・５回以内（２・５＜x≦

3・5）を3回としました。対象となった患者は、70代が圧倒的に多く、次いで80代が中心であることは先に述べました。２回以上は世代が上がるに従って増加していました。

右図は、1回以内（≦1・5）と3回以上（2・5≦）の割合を示しています。50代、60代では治療すれば、1回以内がほとんどで9割を占め、3回以上はごくまれでした。つまり、70歳未満では内服薬も効きやすく、体力、生体機能がまだ回復しやすいので生活指導も効果が良いことがわかります。70代はわずかに効果が落ちていますが、80歳代以上でも56％が1回以内とまずまずの成績でした。しかし80代では3回以上の治療抵抗性が13％と増えて不可逆的に効果が見られなくなってきている症例群があることを示しています。その原因は、生体機能の劣化と過活動膀胱の治療抵抗性が徐々に進行していることを示しているのではないかと思っています。70代では体力が低下すると生活指導の効き目が弱くなるのかもしれません。80代では過活動膀胱症状が増えると共に生体機能の低下で治療（内服＋生活指導）無効の場合が増えてくるのかもしれません。特に中途覚醒が増え、その時、尿意のスイッチ（切迫尿意）が入りやすくなっていること、またあとで述べる「見せかけの夜間多尿」が増えるなど、ほかの生体機能が低下していることが考えられます。

しかし、一般人の集団調査である疫学調査では3回以上は80代以上で55・9％となっていますが、それに比べると80代13％、90代21％とかなり抑えられ、治療効果（内服＋生活指導）が上がっていることがわかりました。

このグラフでわかることは、若い世代ほど明らかに夜間頻尿の治療効果が高く、年代を経るに従って効果が下がることが明らかです。特に80代以降は治療抵抗性が増していきます。

さらに、図⑤は夜間頻尿の季節的変化を、月ごとの夜間頻尿の統計で示しました。当院で行った自由研究のデータで、定期通院患者の夜間頻尿の実態を経月的に示し、変化をみたものです。調査内容から見ていってください。

《2019年7月～2020年1月の年代別夜間頻尿の割合から季節変動をみた》

▼調査方法

次ページの図⑤は、2019年7月～2020年1月の調査をまとめたものです。当院の下部尿路症状を持つ治療中の患者さんについて、夜間回数を月ごとに調査しています。診察の時、月平均でだいたい何回かと聞いています。気象庁によれば、大阪の月平均気温は8月29・1℃で平年並み、1月は8・6℃で暖冬でした。平均湿度は7月がやや不快な77%である他は、63～72%の変動幅でした。

夜間回数の決め方は、0・5回ごとの聞き取りで厳密に調査した結果を、このグラフでは、0・5回以内を0回、1・5回以内（0・5＜x≦1・5）を1回、2・5回以内（1・5＜x≦2・5）を2回、3・5回以内（2・5＜x≦3・5）を3回としました。例えば、1回と2回が半々と答えた人は、1・5回として記録し、統計上1回とし、1回より2回が多いと答えた人は2回にしています。

図⑤. 2019年7月～2020年1月
年代別にみた夜間頻尿の割合調査

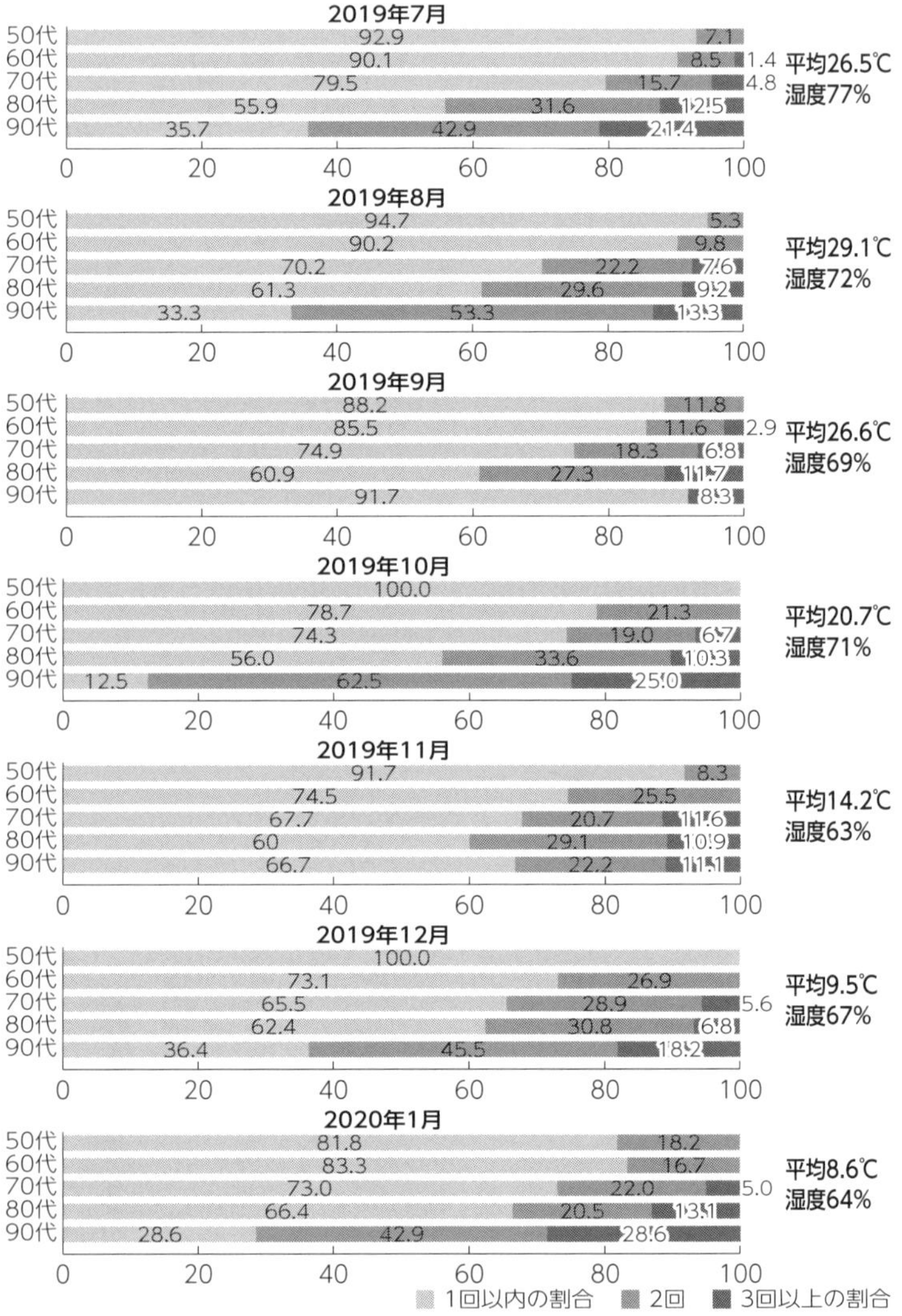

年月	2019.7	8	9	10	11	12	2020.1
症例数	464	462	417	415	380	393	353

対象

患者さんの通院間隔は、50％ほどが42日処方で治療（内服、内服＋生活指導）中の人たちです。病名はほとんどが前立腺肥大症ですが、過活動膀胱症状も含んでおり、内服治療中の症状が安定している人がほとんどです。調査方法は来院時に対面聴取したり、1ヶ月間にわたる毎日の夜間排尿回数記録表（当院作成用紙）を提出してもらったものなどで記録しました。

調査結果

1回以内（$x \leqq 1.5$）、2回、3回以上（2・5＜）の3つに分けて、年代別にそれぞれ7月から1月まで％表示で示しました。7月から1月にかけての定期通院患者全体の変化を見渡しました。月単位でみると、高齢世代になるに従い多い回数の割合が増加していました。最も症例数の多い70代の月々の変動をみると、1回以内が65～79％となっています。結局、暑い時期から寒い時期までの夜間頻尿に対する効果は、症例数の少ない90代を除けばあまり変動はみられず、目立ちませんでした。

また、10月は睡眠中の寒暖差が激しくなる初っ端の時期で、急激な変化に活動水準の低い90代にはこたえたのかも知れません。後で示す前立腺肥大症をはじめとする男性LUTSの新患者がもっとも増えるのも10月なのです。

この図で見てほしいところは、統計的にみる夜間頻尿の割合の変化は、月ごとの各世代の割合が2019年の大阪の暑い時期（平均気温29・1℃）から寒い時期（8・6℃）までそれほど変化せず、季節変化に対してある程度生活指導が奏功していたのではないかと思ってしまうところです。

それから、2019年7月〜2020年1月の年代別夜間頻尿のデータからその間の回数の累計をグラフにして、夜間回数の年代別の傾向をみてみました。それから夜間頻尿の治療（内服、内服＋生活指導）にあたっての年代別の目標値を探ってみました。

《当院治療患者における年代別の夜間排尿回数の割合について》

次に図⑥は、2019年7月〜2020年1月の累計患者を対象としたデータを使ってグラフ化したもので、夜間排尿回数の割合の推移を年代別に示したので見てください。

図⑥．年代別の夜間回数の割合（2019年7月〜20年1月の累計より）

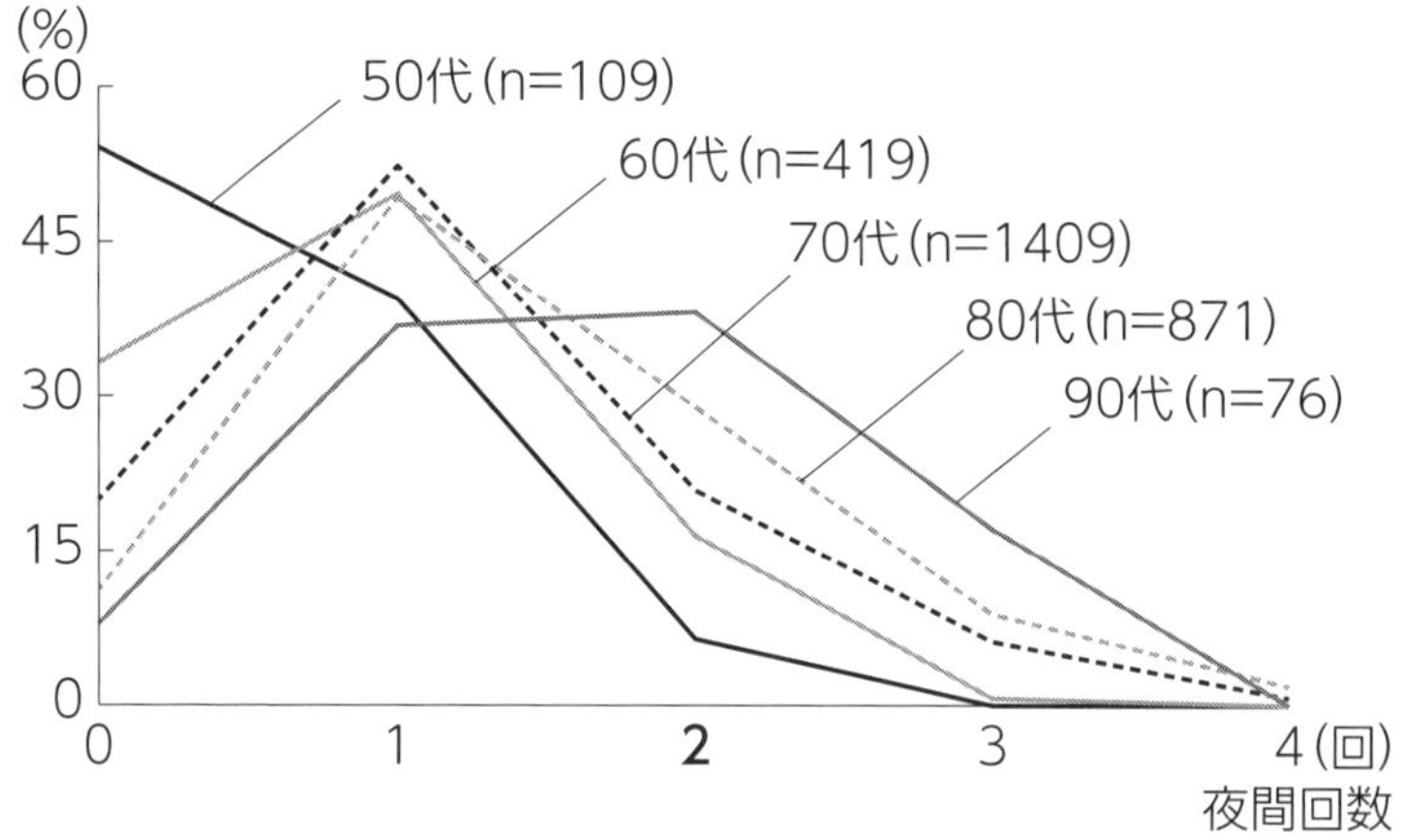

ただし、回数を細かく聴取した時の関係で、0回は月平均0・5回以内、1回は月平均0・5<x≦1・5、2回は月平均1・5<x≦2・5、3回は月平均2・5<x≦3・5回以内としています。

2回が分岐点

年代が上昇するにつれて、治療抵抗性が出てきており、治療で1回以内（≦1・5）が占める割合が、高齢化に従って減少しています。しかし、80代でさえ1回以内（≦1・5回）の合計が全体の60%以上を超えています。

また、年齢世代が高くなるほど2回（1・5<x≦2・5）が占める頻度が図⑥でもわかる通り、頻度が高くなっていることに注目して

ください。2回（1・5＜x≦2・5）が高齢世代になるに従ってバラついて増えていきます。夜間頻尿の抵抗性の改善目標は、夜間回数2回の範囲を改善していくことであると思います。すなわち、1・5回以内（≦1・5）にできるだけおさえることです。その分岐点が2回（1・5＜x≦2・5）で、それを常態化しない努力が必要であると感じています。各年代の2回の割合について、年代が上がるにつれて徐々に増えており、夜間頻尿の抵抗性が生体機能の劣化で次第に増えていく様子がよく現れています。

90代

元気に通院する90代になると、さすがに2回以上が多くなり、3回以上の治療（内服＋生活指導）無効の人が2割近くになります。やはりどうしても活動水準が落ちて生体機能の低下傾向が出るため、プレフレイル、ロコモ症候群、サルコペニア、フレイルなどが多くなり、無為にじっとしていることが多くなります。不可逆的に代謝が落ちていく人の割合が増えるに従い、夜間回数は生活指導に対応できなくなるし、内服薬も抵抗性が強くなることがうかがわれます。

このグラフでわかることは、80代においても夜間排尿回数の2回（1・5＜x≦2・5）を常態化しないことが治療の努力目標になるということです。2回（1・5＜x≦2・5）をいかに1・5回以内（≦1・5）にもっていくかの努力が必要です。よって、80代でも治療（内服＋生活指導）の目標値は2回未満としたいと思います。

次に、2019年の大阪の7月（平均気温26・5℃）から翌年1月（8・6℃）までの季節変化の中で、夜間回数1回以内と3回以上の割合を用いて年代別の変化を追い、さらに医院初診者の年間を通して増える時期を調べて季節との関係をみてみました。

《各世代の1回以内と3回以上の割合を経月的に見るグラフ》

次ページの図⑦は、2019年7月〜2020年1月の年代別夜間頻尿の推移調査のデータを使って作成しています。季節的変化の中で夜間排尿回数1回以内（≦1・5）の症例群と、3回以上（2・5＜）の症候群が、その月でどれくらいの割合を占めているかの経過を見ています。定期的受診者の多い60代、70代、80代の夜間排尿回数が、7月から

図⑦．2019年7月～2020年1月の夜間排尿回数の季節的変化

各世代の1回以内と3回以上の割合（2019年7月～ 2020年1月）

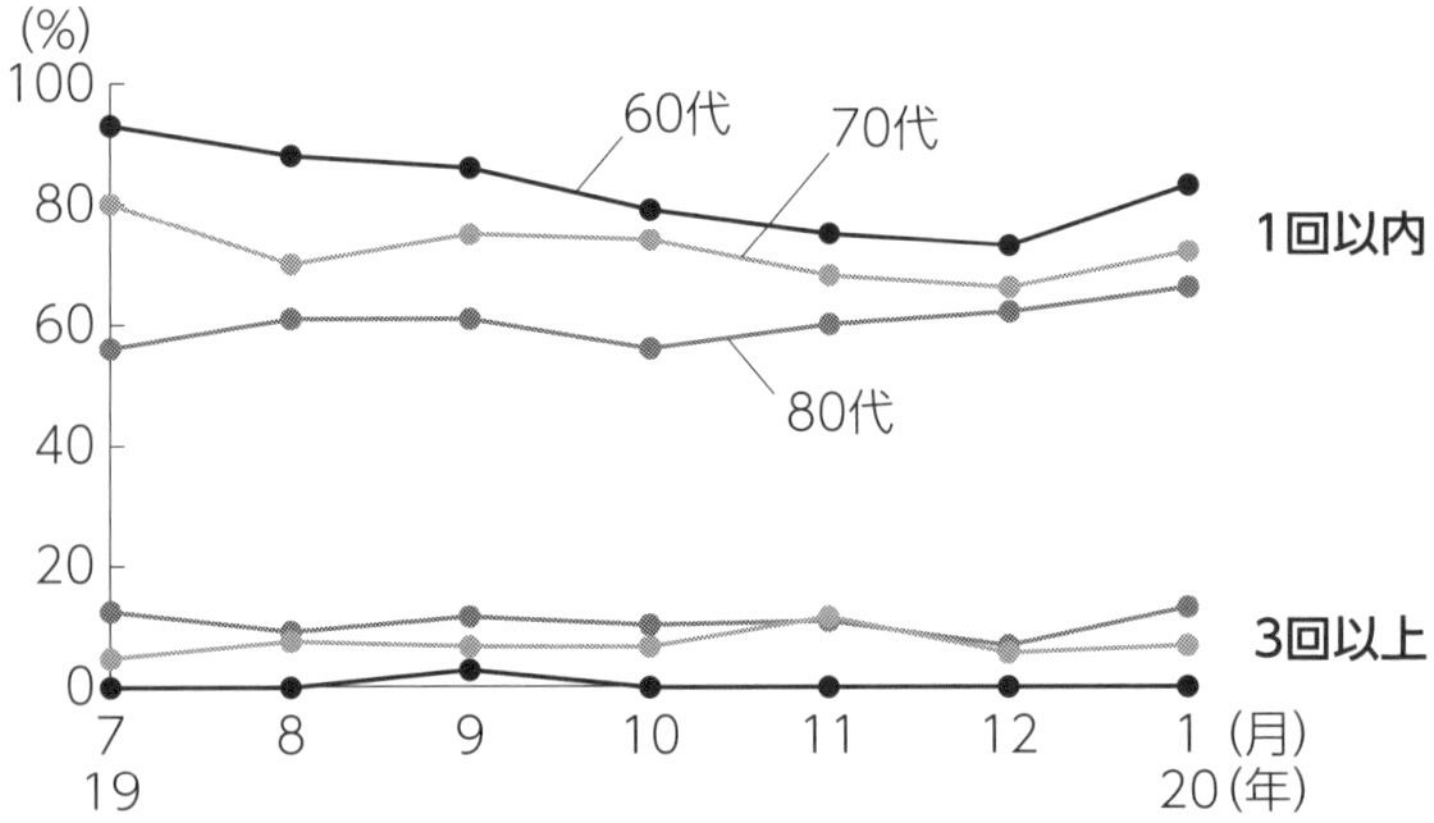

図⑧．2008～2019年、1日平均新患男性LUTS患者数の月平均

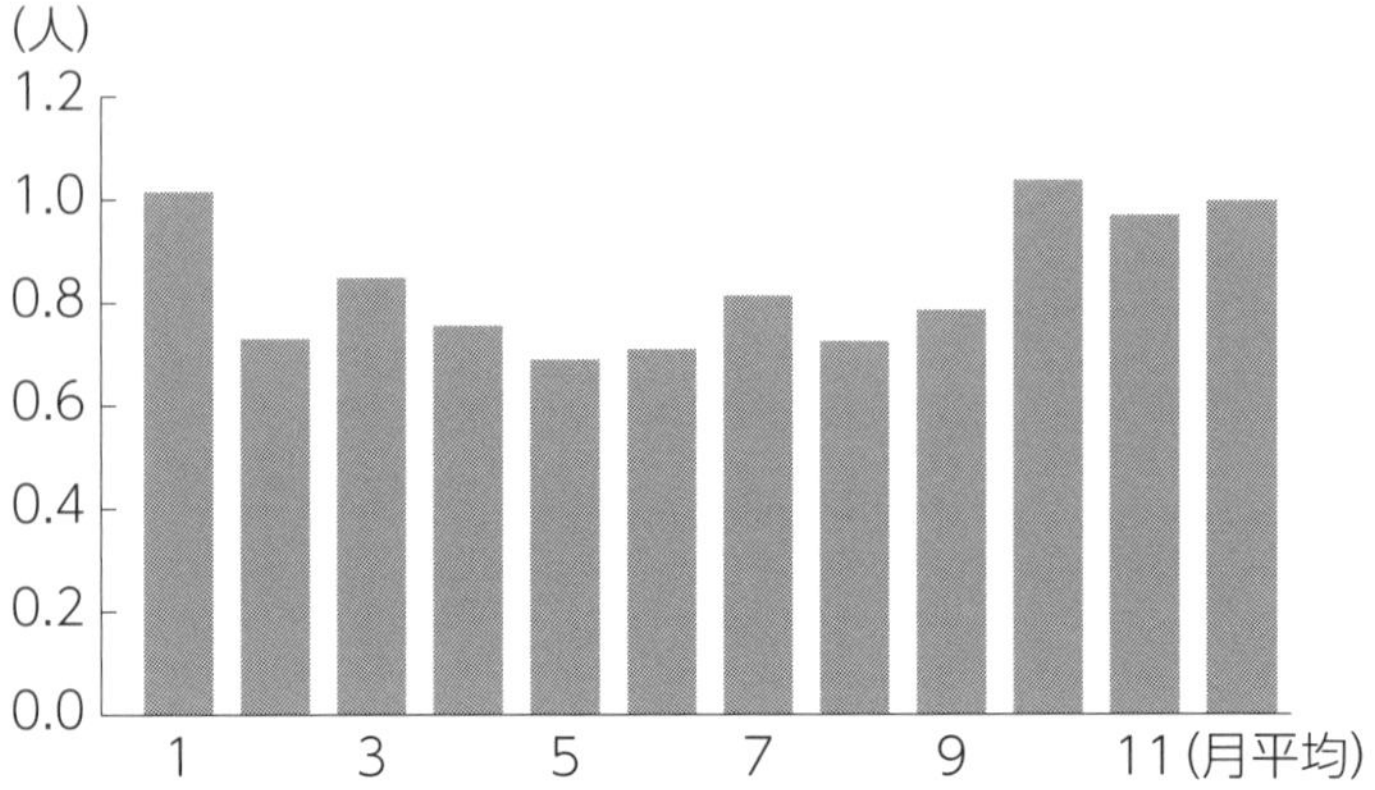

1月までの季節的変動がどの程度であったか、治療抵抗性がどうなったかについて注目してください。

治療効果と抵抗性の季節変化

1回以内（≦1・5）の治療効果は、全ての月にわたって60代＞70代＞80代でその割合が多くなり、高齢化するほど減少傾向にあります。しかし、80代でも6割以上が1回以内（≦1・5）になりうることを示しており、かなりの治療効果が上がっていると思います。治療抵抗性の3回以上（2・5≦）は、逆に、80代＞70代＞60代の順でその割合が多くなっています。よって、当院定期通院者は、高齢になるに従って抵抗性を示す夜間回数は、季節にそれほど左右されないが、年齢的に頻度が多くなることがわかりました。3回以上（2・5＜）はほぼ夜間頻尿の治療効果無しと考えていますが、それでも、70代が平均10％前後、80代は15％強程度と少なく、全月を通じて少なく抑えられたと思います。これは生活指導が非常に効果的であり、季節にも対応できているし、全体的に夜間頻尿の治療効果が得られていると考えています。しかし、高齢化が進むと生活指導に反応しなくなったり、過活動膀胱が増えると共にその中で治療抵抗性が出てくるのかもしれません。

強いていえば11月頃が70代以上の人に悪化する傾向がみられましたが、意味のあるものかどうかは不詳です。一般的に、季節的対応をしていなければ、10月〜1月では全体的に夜間回数1回以上が時々多くなり、それが年代が上がるほど増えるのは、診察室ではよく経験することです。当院の治療効果は、世代が高くなるにつれて1回以内の人が少なくなり、3回以上が増えていました。80代は過活動膀胱の症状発生頻度が急増していく年頃です。その時、おそらく寒冷刺激による膀胱刺激と寒冷利尿も働くこともあり、3回以上が増えると思われます。寒冷利尿については後述します。

医院への受診者の増える季節

次に、前立腺肥大症をはじめとする男性LUTSの新患患者の受診動向について見てください。図⑧は2008年〜2019年の長期にわたる月別新患BPH患者数を、その間の月別診療日数平均で割って『1日の新患受診者』の平均をグラフに示しています。医院への受診のきっかけの時期を見てみると、新患患者は特に朝晩の冷える10月〜1月に受診が増えています。この時期が症状が悪化する時期であると思われます。特に10月は急に寒暖差が出てくる初っ端のショックで、寒冷刺激（1〜15℃）により、寒冷利尿からくる頻尿、尿意切迫などのため未治療患者が受診するきっかけとなるのではないかと思います。2月は意外と少なく、寒冷対策がほぼ完璧になって寒さに対する慣れが出てきたのか、出尽くし感でしょうか。むしろ3月は寒暖差が影響して増加に転じているように思えます。このような変動と比較すると、当院の図⑦の治療グラフでみる1回以内と3回以上の患者の割合変動でみるとあまり季節差がなく、定期通院者は治療（内服、内服＋生活指導）と指導によって比較的に季節対応ができているのかもしれません。

4月～9月は寒さや夜間の寒暖差が少ない時期に相当し、排尿障害の新患が少ない時期ですが、コンスタントに受診者はあり、どの季節でも下部尿路症状が悪化し、来院するきっかけはあるし、その他の悪化原因があるのです。

これらのグラフでわかることは、新規の前立腺肥大症患者の増える、症状の悪化しやすい時節でも、当院通院患者のデータでは7月から1月の中でそれほど変動なく治療効果が得られていることです。

【一】 のまとめ

夜間頻尿がもたらす日常生活への影響（疫学調査）

- 夜間頻尿の定義は、「夜間、排尿のために1回以上起きなければならない症状」ですが高齢者は2回以上です。
- 夜間頻尿はまず前立腺肥大の影響をうけるが、そのうちに80代では過活動膀胱症状が加わりやすく、頻度を増して行くと思われます。早朝では血圧と関係すると思われます。80代になると膀胱機能次第で中途覚醒の際に排尿行動をとる機会が増える傾向が強いが、もちろん例外もあります。
- 日本の疫学調査を夜間頻尿診療ガイドラインから拾い上げ、何が問題視されているのかを見ても当院の生活指導とかぶるのは季節要因のみで、代謝に関する調査、指摘はありませんでした。

夜間頻尿回数が健康のバロメーターになる

- 高齢化していくにつれて生活が細り、それぞれの命運が決まって行きます。しかし、それに逆らい100歳までも生き抜く人も珍しく無くなってきた現実を見ると、泌尿器科的には夜間頻尿の状態が高齢者の命運を示す分岐点の目安になりそうだと思えてきます。
- 流れに逆らって90歳になっても元気でいる人は、やはり生活に自己管理能力を維持し続けていることが多いのです。目標は今や90歳超えです。
- 病気を繰り返して老年症候群になる人、ロコモ症候群やサルコペニアになり、フレイルとなる人、認知症が進んでコントロールができなくなる人など、様々な人間模様で施設入居となります。
- 元気な人は夜間回数が少なく、入居になる人は排尿管理を諦めざるを得ないほどコントロールができず、オムツで管理されるのがほとんどです。

老後の常識！　日常生活を自己管理

- そこで老後の常識！　高齢者の日常生活をいかに自己管理するかという問題を解決することが重要です。
- 元気で夜間排尿回数の少ない人の生活としては、運動や学びのルーチンワークの積み重ねと共に、規則正しい生活が重要です。
- 長く90歳まで自立生活を可能にするには、退職する前の60歳過ぎから体力の改善や学びを続けるようなルーチンワークを開始するのがベストです。
- 夜間頻尿を改善する自己管理は、健康的な生活習慣病予防など、老後生活にマッチしたものでもあり、生体機能を劣化させない対策にもなります。
- 高齢になっても学びの好奇心を持ち続けることは、脳のエネルギー消費を増やし、認知能力の維持につながります。
- 生きている目的が無いとぼやいて自己管理意欲を持とうとしない人も、自立生活が続けられなくなってもいいのかというと続けたいと言います。そんなものです。
- 高齢者の排尿障害の日常診療は、薬の処方、理解だけでなく、生活の自己管理を促すことが必要であり、学習し、気づき、身につけていくための生活指導が必要です。

泌尿器科でのリアルな夜間頻尿

- 日本の夜間頻尿の疫学統計と対比し、当院泌尿器科でのリアルな夜間頻尿についてまとめた統計を示し、医院レベルでの夜間頻尿の実態をお見せしました。
- 男性ＬＵＴＳ（下部尿路症状）患者を対象とした当院の治療成績は、38％の男性ＬＵＴＳ保有者を含む一般の人を対象とした疫学調査に比べてかなりの効果があることを確認しました。
- 当院の定期患者層では70代、80代が約８割を占め、治療抵抗性は70代に比べ80代で急増しています。７ヶ月の延べ累計では、各世代とも夜間回数が１・５回以内になるケースがかなりあり、２回以上は高齢化に従って増えていく様子がうかがえます。生活指導を行えば、統計的にもそれほど季節に影響されず、安定した効果が得られています。
- 前立腺肥大症の新患患者は10～１月に多く受診する傾向がある一方で、治療統計では11月にやや治療抵抗性が増える程度でした。よって、生活指導が季節的変化にかなり対応できているのではと考えています。

- 60代、70代は薬の服用で夜間頻尿は明らかに改善していきますが、80代になると薬に加え、生活指導、自己管理が重要となります。効果の出ない症例も80代後半から増えてきます。どの世代でも生活改善意欲の欠ける人は、治療抵抗性となります。
- 80代の健康的な夜間排尿回数は1・5回以内にできるかどうかです。夜間排尿回数が少なければ、90代でも健康で居続けられるカギになると考えます。
- 2回以上が常態化すると、非健康的な生活を送っていると判断できます。そこで当院では、80歳以上でも夜間回数1・5回以内を治療合格ラインに設定しています。
- 内服治療に生活指導を加えると、確かに夜間頻尿改善の効果をあげており、生活指導の効果の大半は「代謝を上げ、ぐっすり寝る」ことによるものと考え、代謝の重要性がわかってきました。

[二]

実はコレ！ 夜間頻尿を引き起こす原因

この章の流れ

［二］章では、夜間頻尿の原因と位置づけについての当院の考え方を広げていき、3つの基本的因子に背景因子を加えて当院の理念となる曼荼羅《まんだら》シート（目標達成シート）を作成しました。これは夜間頻尿に対する当院の理念です。そしてそれは夜間頻尿の正体に迫るものであると考えています。背景因子としては、高齢者生体機能、代謝、睡眠パターン、夜間多尿、生活習慣の5項目です。そして、各項目に8つの代表的なキーワードを配置しました。その中で代謝に関連したキーワードを数多く載せて、その重要性を示しています。なお、背景因子の選択には、「代謝を上げてぐっすり眠る」ために各方面の知見から引き出した背景と思われる因子を用いました。

1. 夜間頻尿の原因

夜間排尿の原因について、従来からいわれていること、その治療の流れ、薬の効果の印象、について述べます。そこで、他医療機関での夜間多尿の改善効果が今ひとつ伝わってこない中で、当院の治療効果の概略と方向性について触れています。

▼夜間頻尿の原因

夜間頻尿の原因は、①膀胱刺激や残尿を増やす疾患があること、②夜間尿量の多いこと、③睡眠の乱れ、この3つから構成されている、とされるのが定説です。疾患対策では、優れた内服薬があります。睡眠と尿量の管理については、生活の中での自己管理、あるいは生活指導が、夜間頻尿を安定化させたり、効果を増強するためには必須です。しかし、夜間頻尿はそんなに単純なものではなく、内部環境では高齢者の生体機能の劣化の影響、季節や室内環境の影響で不安定化します。生体機能では、代謝であり、深部体温調節であり、睡眠の仕組みなどが関わっています。外的環境では、温度、湿度に影響され、冷えやうつ熱、中途覚醒に影響を及ぼし、夜間頻尿の原因になります。内外的環境によるものに対しては自己管理と生体機能の維持、向上、そして行動性体温調節で対応します。夜間頻尿の原因を踏まえた生活指導は、それらを全て組み入れたものであり、大きな壁である夜間頻尿診療ガイドラインに記載されている行動療法との違いを示しながら、その意義について述べておきたいと思います。

当院の②夜間尿量と③睡眠管理に対する生活指導は、周辺の知見を加えて膨らみました。よって、それなりのエビデンスを加え、自分でもフィールドワークの統計をまとめて方向性を探って参考にしました。この生活指導で効果が得られていることで、夜間頻尿の正体に迫る上で自信が湧いてきたように感じます。夜間頻尿の要因、背景についてはいろいろあり、本書で少しずつ解き明かしていきます。

▼夜間頻尿の治療の流れ

夜間頻尿は、泌尿器科疾患があればその薬剤によるコントロールが先決です。残尿を減らし膀胱過敏を安定化しておくことが前提条件です。特に高齢者の場合では、下部尿路の前立腺の状態や膀胱機能が多くは若い頃のように正常ではなく、老化がみられます。老化の一つである前立腺肥大症は高齢男性4～5人に1人と罹患率が多く、疾患をもつ人は排尿を正常化させて残尿を減らしておく必要があり、治療を受ければ軽い症状の人は1週間も経たずに内服継続で改善し維持できる場合もあります。膀胱だけをとってみても80代ではかなり筋張って柔軟性が落ちていることが内視鏡検査でもわかります。そして男女共に60代以上から徐々に尿意切迫、尿失禁等の過活動膀胱症状が加わり、80代で急激に増加するという統計があり、1回排尿量が少なくなって夜間頻尿が増加することは、先に触れました。膀胱と前立腺のバランス調整をし、尿が漏れることなく排尿を改善して残尿を減らすのです。失禁と排尿困難の両極端に振れないような調整が大切です。内服治療でだいたい即効効果は得られますが、あくまでもコントロールしているだけで、内服を止めれば元に戻ります。膀胱と前立腺のバランス調整をします。きちんと内服していても夜間頻尿2回以上が常態化している場合もあります。このような高齢者に求められる当院の生活指導は、一言でいえば、まず、よく動き、しっかり食べて、冷えないよう活動水準を上げてぐっすり睡眠をとることです。夜間頻尿の発生する根本の一つは、代謝とそれによる血液移動や血液配分などで引き起こされる生体機能にあると考えているからです。これについては、後の章で詳細を述べます。

▼当院の夜間頻尿の治し方

夜間頻尿の3つの要因に対応して初めて安定した効果が得られます。夜間頻尿に最大の効果を発揮させるには、薬で疾患の管理をするだけでなく、患者さん側の協力的自覚と行動が必要です。2018年9月に日本排尿機能学会で当院の統計を発表した際の結論ですが、薬剤管理と患者の自己管理を合わせれば、最大限に夜間回数減少の効果が得られます。薬剤の単剤だけの効果では、治験成績によると約1・2回の減少が最大といわれています。生活指導と合わせれば80歳代では2回以上の人を半分以下に、3回以上の人を1／3以下に減らせることを［一］章の4に載せた図①で示しました。一方で、夜間頻尿の多く（70～80％ぐらい）は夜間多尿が原因であると、海外文献を理由にいわれてきました。これはおそらく初診時の統計であるのか、通院中でもそう考えられているのかもしれません。しかし、本来の夜間多尿は抗利尿ホルモンが関与するもので、尿量管理で改善するのは「見せかけ」の夜間多尿です。しかし、単なる尿量管理と内服治療だけではあまり効果が上がらないのが現状と思われます。各医療機関の通院患者の成績はほとんどみたことはありません。当院では内服治療と生活指導を行うことで夜間回数は改善していきますので、夜間多尿の状態がずっと続くものではないのが事実です。当院のやり方では、夜間多尿は治療中にかなり消失していきます。初診時に夜間多尿と思われたもののほとんどが「見せかけ」的な、高齢者の生体機能の衰えから誘発されるものであると考えています。このため、夜間多尿治療薬、抗利尿ホルモン剤を使用しなければならない場合が本当の夜間多尿であると思います。生活指導をやってみると、本当の夜間多尿の症例に当たる機会が少ないのが実情です。抗利尿ホルモン剤の発売にあたって、前立腺肥大症の症例の多い当院へ、製薬会社が意気込んで来られましたが、実情は少ないと伝えると信じてもらえませんでした。夜間多尿症例は、生活指導をせずに診断すれば、もっと診断の数が増えると思います。このように、服薬と生活の自己管理の組み合わせが最大効果を引き出し、夜間尿量の問題は解決していきます。自己管理を促す生活指導は、高齢者には治療に必要不可欠なものといえます。

これらの治療をしていく中で、夜間頻尿が何によって発生し、どのように形作られているのかをわかりやすく図式に描いてみます。

図①. 夜間頻尿とそれを形成する3つの因子

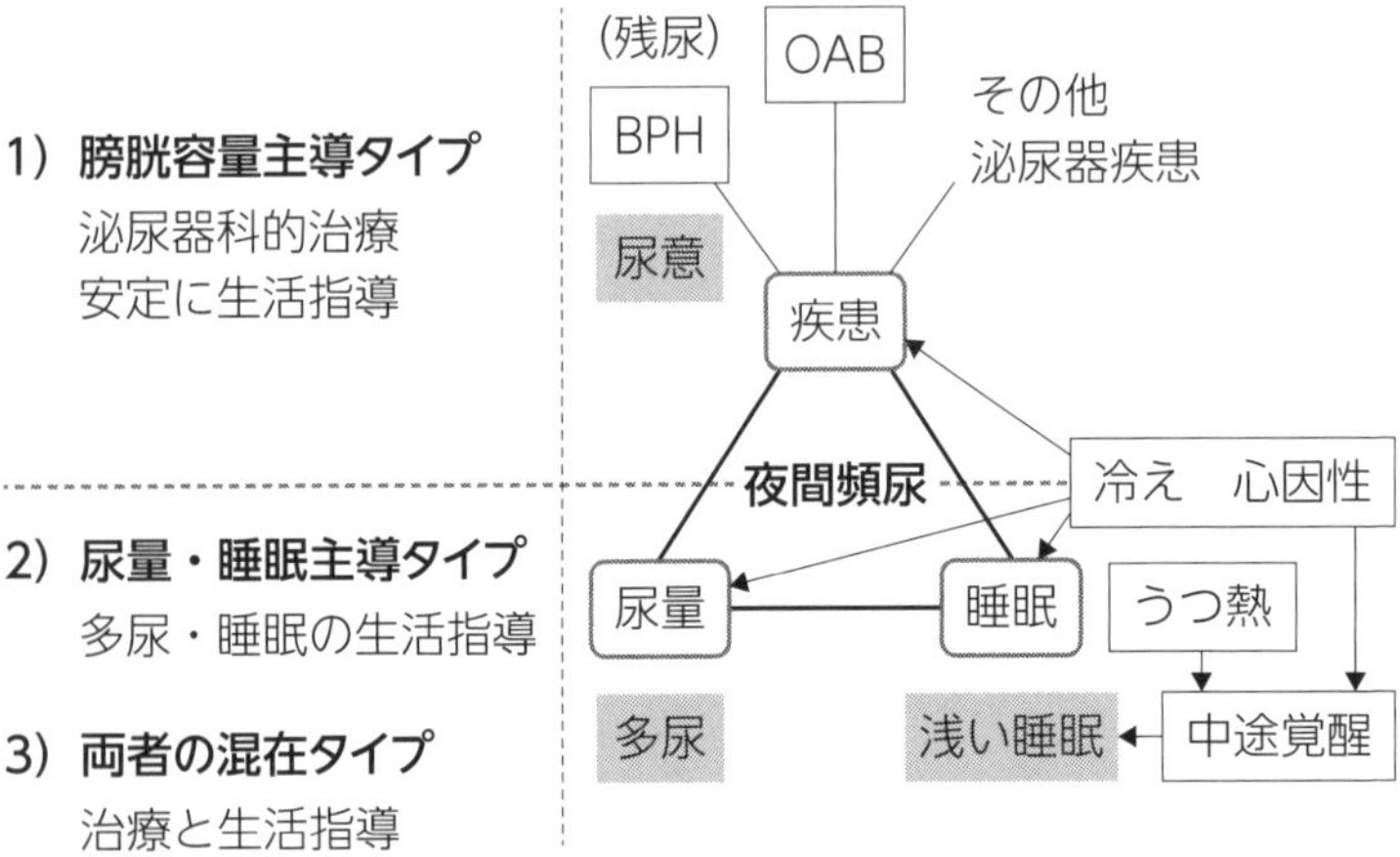

2. 夜間頻尿をわかりやすく捉えると

図①、②、③は夜間頻尿の因子を簡単に図式化したものです。図①、図②から図③の目標達成シート（曼荼羅《まんだら》シート）になった作成過程をも示しています。目標達成シートには、夜間頻尿の成り立ちに迫った背景因子を追加しました。生活全般の生活指導には、このシートを拠り所としています。

3. 〔図①〕夜間頻尿の三角関係

▼夜間頻尿の定説である3つの因子

夜間頻尿の3つの因子、すなわち、「泌尿

器科疾患」、「尿量」、「睡眠」の項目の基本関係を図式化したものです。泌尿器科的治療と生活指導の部分を分けてその進め方を示しました。夜間頻尿をきたす泌尿器科疾患は、主に排尿困難と残尿を引き起こす前立腺肥大症と、切迫尿意や尿失禁が特徴の過活動膀胱がほとんどを占めますが、その他には神経因性膀胱、間質性膀胱炎、尿路感染症、残尿の多い低緊張膀胱なども症状を起こすことがあります。しかし、「その他」に属するものは鑑別診断で治療の方向性が分かれます。「尿量」は夜間多尿、「睡眠」は熟睡ができないことによるもので、いろいろなことの影響が体に現れるためであり、詳細はあとで述べます。この3つが絡みあって夜間頻尿が起こることが定説になっています。

3つの因子に影響を及ぼすその他の現象

日常生活では、それに大きく関わるのは「冷え」と「中途覚醒」であると考えております。特に「冷え」は3つの因子に全て絡んでいます。「冷え」は膀胱を敏感にしますし、保熱によって皮膚の血流減少を引き起こし、内臓血液量を増やすことによって寒冷利尿で尿量も増やし、浅い睡眠を誘発することによって夜間排尿回数も増えやすくします。また「中途覚醒」後に尿意のスイッチを感知し、反射的に膀胱刺激で膀胱内圧が上昇するとされ、尿意のスイッチが入り、排尿行動を引き起こします。体内に熱量が多めに残る「うつ熱」も中途覚醒を起こしやすいので睡眠管理の重要な要素です。冷えやうつ熱は人の環境生理学的な反応で引き起こされており、血液動態がもたらす変化が加わっているのです。さらに「心因性」も膀胱を過敏にして頻尿を起こし、心理的に水分の多飲を引き起こし、自律神経からくる不眠や浅い眠りや中途覚醒も引き起こします。このように、3つの因子の周りには影響を与えるさまざまな要素が潜んでいるのです。

泌尿器科疾患については、過活動膀胱症状で膀胱反射が過敏になり容量は少なくても、また、前立腺肥大症で排尿障害があり残尿を伴っていても、慢性的に夜間頻尿となります。残尿があれば、すぐ膀胱が満杯になり頻尿になります。もちろん、炎症などは、抗生剤で対応でき、短期的に必ず改善するので除外します。夜間尿量は多ければ、膀胱が満杯になりやすく、それだけ回数が増えるのは当然ですので夜間多尿の管理が必要です。また、睡眠に関しては、「中途覚醒」が最も問題になります。浅い睡眠で目が開くと反射的にも、心理的にもトイレ行動をとってしまい、回数も増えてしまいます。睡眠時間は一般的に高齢者は7時間が平均で、入眠潜時（寝床についてから入眠するまでの期間）起床潜時（覚醒しても寝床に留まっている時間）の排尿回数を除きます。早朝覚醒は自律神経の関係が大きいので、また別物です。

内服治療に加える生活指導の必要性

夜間頻尿の治療を考えてみると、膀胱容量で左右される泌尿器科疾患に対しては、主に内服治療が実施され、今の治療薬は適合すれば効果は覿面《てきめん》ですが、生活因子によって変動があり、服用コンプライアンスが低下することがよくあります。治療効果を安定化させるために少しは尿量・睡眠の生活指導が必要になります。泌尿器科疾患が軽度以下の場合、尿量・睡眠の管理を主導とする治療がほとんどとなります。泌尿器科疾患の治療だけでは症状が改善しない場合には、生活背景を見直し、この3つの因子に対する総合的な対策としてより広い視野に立った生活指導を追加することが必要となります。内服治療は体の部位の構造的、機能的調節であり、生活指導は日常の尿量の適切な調節もあるが特に夜間睡眠時の尿量の調節であり、両者が合わさって初めて快適な排尿環境が整うと考えます。これこそが生活指導、自己管理の意味合いです。

その治療頻度に対する私の実感としては、泌尿器科への来院患者ですので当然、内服薬でのコントロールのみが最も多く、次いで内服治療に尿量・睡眠管理を併用するケースが比較的多く、単に尿量・睡眠管理の併用のみの場合はまれになります。それは、年代で差が出てきます。

4．夜間頻尿の背景（図②）

《病院で行う夜間頻尿の治療は氷山の一角》

夜間頻尿の全体像からみると、泌尿器科的要素は氷山の一角です。その根っこには夜間尿量、睡眠の他に日常生活や季節的変化（外部環境）があり、さらにはそれに対応が難しくなる高齢者特有の生体機能の変化（内的環境）があると考え、

図②．夜間頻尿の背景

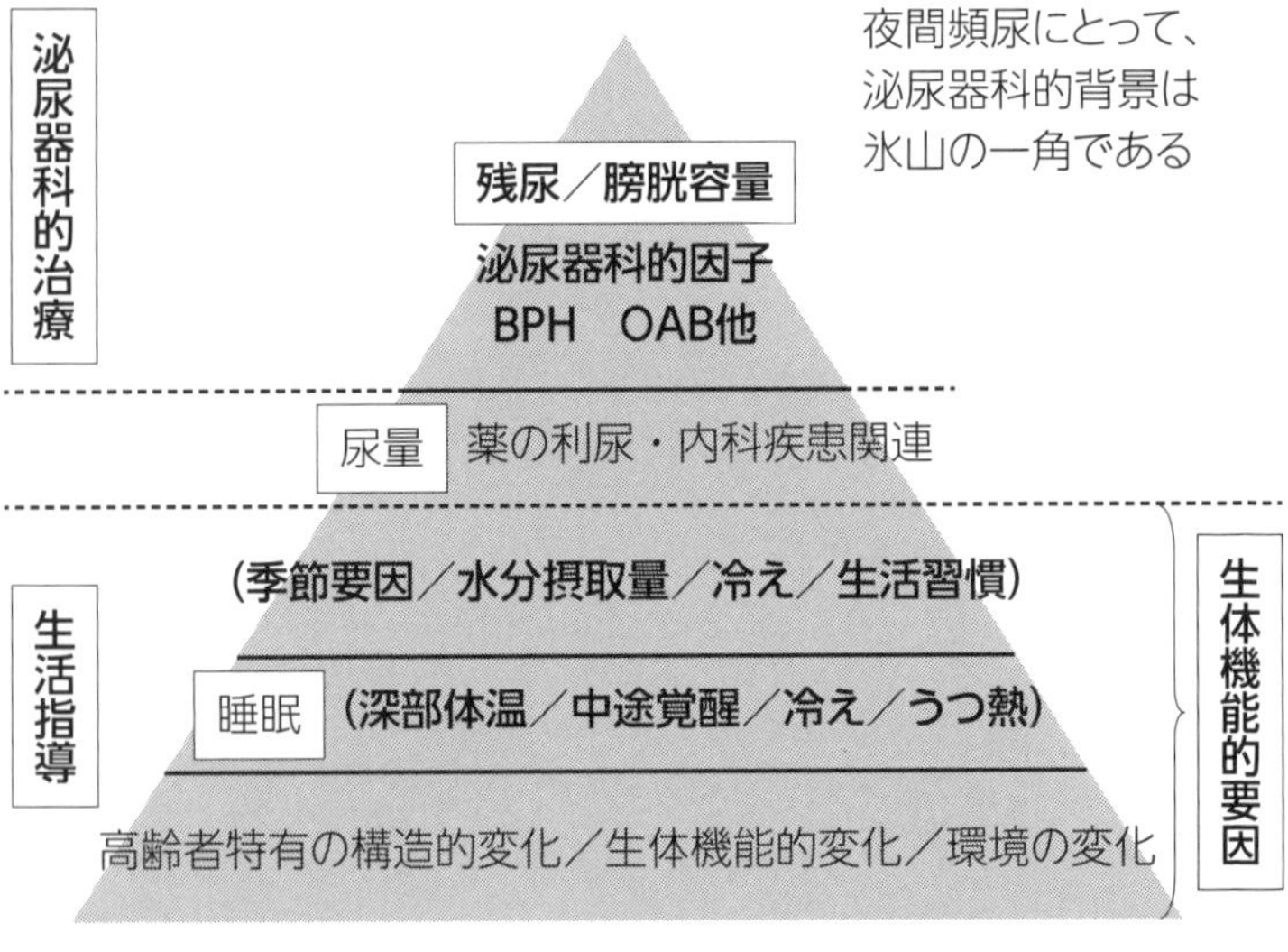

ピラミッドにしてみました。死亡率や転倒骨折のリスクが上昇することはわかっていますが、夜間排尿回数が高齢者の体調管理にとってもっと大きな意味を持つ指標となると考えています。それをわかりやすくしているのが図②です。

背景因子の数々を挙げてみよう

泌尿器科疾患の患者の背景には、他病の影響もあるがその人の持つ生体機能の状態・条件があります。はっきりした症状は泌尿器科疾患による影響が大きく、治療薬でかなり改善しますが、他の原因で効きにくくなっている場合もあります。例えば内科の抗アルドステロン薬、ループ利尿薬などによる利尿作用のある薬の追加、水分多量摂取を病気予防に勧められている場合などの医原性の原因で多尿となっていることもあります。内科的には「夜間頻尿より命の方が大事でしょう」とよくいわれるらしいです。その時、こう答えます。「それを否定はしません。それでは水分をたくさん取ってもあまり尿量が増えないように活動水準を少しあげてみてはどうですか？」と。水分が体の中にいっぱいあれば良いというものではないし、血流の粘稠《ねんちゅう》の程度にはそれほど改善は見られないことがわかってきています。余った水分は腎臓から出るだけで夜間多尿となりやすいですが、それについては内科医は言ってくれません。脱水にならないような注意で良いので、一部には軽度腎機能障害の予防に多飲を勧められますが、不必要な多飲摂取は避けるべきです。

それ以外にも、疾患に対する効果は内服治療で十分に出ているのですが、表面的には夜間頻尿が改善しないとの訴えをよく聞きます。多くの原因は生活の背景に隠れています。それは季節要因の環境温度からくる冷えやうつ熱もあり、生活スタイルもあり、寝室環境にも見られます。これらについては後で詳しく検討します。それらの結果として中途覚醒が起こり、排尿行動をとることになります。それらは睡眠に関する深部体温の状態によって引き起こされるものです。この深部体温には日内変動があり、高齢者の生体機能の劣化が深く関わっています。そうして、このグラフは底にいろいろな深い意味があることを示唆しているつもりです。この図②・は、泌尿器科疾患の治療だけを行っても夜間頻尿は完全には改善せず、ほかの背景を一つ一つ確認、除去していかなければ、安定した改善には至らないことを示しています。夜間頻尿にはそれだけの深みがあるということです。

背景因子に配慮しよう

夜間頻尿は、泌尿器科疾患だけのコントロールでは不安定で激しく変動することがあり、患者さんの症状を日常生活で安定させるには薬だけでは対応しきれないのです。疾患は改善しているけど生活内容が悪いから症状が改善しきらないのだと突き放すだけでは患者さんを納得させられないのです。納得してもらえなければ、内服薬の継続コンプライアンスが落ちていく原因の一つになります。それでは木を見て森を見ず、になってしまいます。木とは他領域も含めた泌尿器科領域の疾患であり、森とは背景、老化に向かう動態としての生体機能と外的環境のことであると思うのです。人間の体は1日の中で絶えず変化しており、病的現象だけにとらわれず、変化させられている背景、生理的諸現象を理解する必要があるのです。だから、内服治療に生活指導を補完したり併用したりして、安定化させて改善し安心してもらう必要があるのです。夜間頻尿は基本的3要素に加え、さまざまな内部環境、外部環境の影響を受けており、複雑な背景を持っています。これをわかりやすく俯瞰するために、曼荼羅《まんだら》シートで目標達成するための図式を作ってみました。

5．目標達成シートで夜間頻尿の全体像を俯瞰する

《[図③-1]ビジュアルでみる夜間頻尿の正体に迫る全体像の解説》

ここに提示する目標達成シート（曼荼羅《まんだら》シート）は当院が独自に作成した夜間頻尿の全体像を俯瞰するもので、診療に当たってのアドバイスの理念としたものです。作成の経緯についても示しています。当院の生活指導の源であり、これに従ってはっきり、明確に指導するようになりました。その内容について述べ夜間頻尿の正体について迫っていきます。

▼目標達成シートの構成

［図③-1］は夜間頻尿に関する目標達成シートです。夜間頻尿を改善させるには、8つ全ての因子に配慮していく必要があります。夜間頻尿を俯瞰的にみるには、目標達成シートで全体像を把握する必要があります。3つの基本的な、疾患、尿量、睡眠の各因子と、それに関連した生体機能の5つの背景因子、合計8項目で作成しました。背景因子の選択に

図③. 目標達成シートの全体像

意欲低下	浅い睡眠	夜間多尿	過活動膀胱	膀胱容量	前立腺肥大症	生活活動代謝	食事性熱産生	基礎代謝
座位増加	⑤ **高齢者生体機能**	反応遅延	尿意切迫	① **疾患**	残尿	血液移動	⑥ **代謝**	動静脈吻合
運動量低下	筋肉量低下	季節対応低下	炎症	冷え	心因性	運動量筋肉量	暑熱順化	熱放散発汗
抗利尿ホルモン	心房性Na利尿	無呼吸症候群	高齢者生体機能	**疾患**	代謝	睡眠周期	ノンレム睡眠	レム睡眠
浅い睡眠	⑦ **夜間多尿**	高齢者生体機能	夜間多尿	**夜間頻尿**	睡眠パターン	深部体温	④ **睡眠パターン**	浅い睡眠
下肢浮腫	冷え	水分多量摂取	**尿量**	生活習慣	**睡眠**	高齢変化	発汗	中途覚醒
薬の利尿作用	夜間多尿	水分多量摂取	活動水準維持	生活リズム	高齢者生理	代謝	睡眠パターン	深部体温
寝床内気候	② **尿量**	寝室環境	規則的生活	⑧ **生活習慣**	目的意欲	自律神経	③ **睡眠**	中途覚醒
座位時間	冷え	尿意覚醒	発汗	入浴	光浴	うつ熱冷え	季節要因	寝床内気候

は、「代謝を上げてぐっすり眠る」ために必要な因子を他の領域の知見から用いました。「環境温度の生理学」や「体温生理学」をベースにして、代謝、高齢者生体機能、夜間多尿、睡眠パターン、生活習慣の項目を配置しました。そしてそれらに関連する要因、キーワードを各項目に8つずつ付け加えました。この8つの項目は、背景因子と夜間頻尿に関係する要素を示しており、この目標達成シートは、いわば夜間頻尿の羅針盤、当院の理念として使用しています。

▼背景因子で大事なものは

背景因子を簡略に説明しますと、代謝は最もベースになる体温生理学の背景因子です。代謝を構成する3つの要素である基礎代謝、生活活動代謝、食事誘発性熱産生（DIT）、そして血液移動、動静脈吻合《ふんごう》（AVA）、熱放散・発汗、暑熱順化、運動量・筋肉量をキーワードにあげました。もう一つ追加するとすれば、温度勾配で、これも重要なキーワードです。熱産生から血液による熱移動、熱放散、季節適応までの流れは、夜間頻尿に大きな影響を与えており、季節にも暑熱順化、寒冷環境への順化（以後、寒冷順化と略す）で対応します。

次に睡眠パターンは睡眠と尿量に大きな影響を与えます。キーワードは、睡眠周期、ノンレム睡眠、レム睡眠、深部体温、中途覚醒、浅い睡眠、高齢変化です。特に深部体温、ノンレム睡眠、睡眠周期の流れで中途覚醒や浅い睡眠を減らす仕組みが夜間回数に関係します。

こうした背景は、生活習慣、高齢者生体機能によって大きく左右されます。生活習慣では、意欲を持って活動水準を維持し向上させ、規則正しく、発汗、入浴、光浴などリズムある生活を続けることが深い睡眠をとるのに有効に働きます。高齢者生体機能では、運動量低下、筋肉量低下、意欲低下、座位増加、反応遅延、季節対応力の低下、浅い睡眠がもとになって夜間多尿の傾向が出てくるのです。夜間多尿の因子では浅い睡眠、冷え、水分過量摂取などによる見せかけの多尿もありますが、抗利尿ホルモンの不足、心臓の利尿ホルモン、無呼吸症候群などの治療を要する夜間多尿が一部で見られます。また、もう一つ重要なキーワードがあります。それは血漿浸透圧であり、陰の影響力を持っていると考えています。

ここで背景因子にあげた全ての因子は、環境温度と深部体温との間の温度勾配を調節し、生きていくための機能的な工夫に必要なものであると思えてきます。その表現の結果が夜間頻尿になって現れてくると思うのです。人が社会環境などの、外界の中で生き抜く力が代謝であり運動能力であり、そのような尿量と睡眠に関係した機能を使いきれなくなった時に衰弱があり、死が待っているのかも知れないと思います。夜間排尿を探っていると深みにはまったようです。いずれにせよ、夜間頻尿の発生原因の裾野やその発生の根源は広すぎるように思えます。

▼目標達成シートは生活指導の源泉になる

目的達成シートを俯瞰すると、尿量管理よりは睡眠管理に偏った感があります。夜間頻尿の原因の根底には、老化による体力の減衰、代謝の衰え、浅い睡眠の増加などによる生体機能の劣化があります。そこに、夜間における抗利尿ホルモンの分泌抑制が絡んでくるのです。これらによって夜間の多尿が発生する傾向が浮き彫りになってきます。生体機能の劣化には生活習慣を整え、活動水準を上げて代謝で熱エネルギーを作り出すことによって回復させ、睡眠管理を行います。すなわち、環境温度と体温の生理学的知見を使って体調管理することが重要です。そうすることによって尿量管理もある程度可能になるのです。

それが偏った理由です。そして、老化の進行については、高齢者生体機能のキーワードの低下の程度で測ることが可能であり、その程度によっては回復が困難になることがわかります。だから、そうならないように活動水準を上げる対応策を前もって考える必要があります。60歳代の早い時期から意欲を持って行動する習慣（ルーチンワーク）が、夜間頻尿の改善につながるし、アンチエイジングにも役立つと思うのです。

目標達成シートはどんな使い方があるのか

目標達成シートからみると、高齢者が生体機能の低下の道をたどる過程が透けて見えてわかり易いです。それは、代謝が落ちて睡眠パターンが劣化し、生体機能が低下して1日の生活習慣も崩れていき、夜間多尿にもなって夜間頻尿の状態になってしまいます。その逆で改善の道をたどる順序としては、まずは生活習慣を見直し、高齢者生体機能の改善を心がけ、夜間多尿を生活管理で改善し、代謝を上げて深部体温を調節します。代謝を上げる効用については後述します。そして睡眠パターンを修正できるようにして尿量と睡眠の管理を行い、夜間頻尿改善の目標の達成に近づくのです。達成に近づくことは、高齢者の機能改善や生活習慣病の対策にもなり、思わぬ副反応ももたらされます。このように目標達成シートは夜間頻尿の改善と悪化の方向性を考える時に役立つのです。

この作成した目標達成シートは、当院の夜間頻尿について考える理念になっており、全ての根拠と思われるものを詰め込んで作成しています。内服薬に抵抗する夜間頻尿に対しては、診察時に8項目をざっとながめながら夜間頻尿の改善に対応しているかをチェックします。今の問題点は何かをこのシートに照らし合わせて、患者さんの日常生活を考慮して可能なレベルでの生活指導を行います。薬の効果が不十分な人、仕事などの身を律することが無くなった人、生活のリズムの悪い人、運動不足の人、行動制限のある人、中途覚醒の多い人、老年症候群など介護が必要な人など、さまざまな人の生活状況を考慮します。そして、その人に合った段階のオーダーメイドな生活指導を行い、折に触れ夜間頻尿改善の意義を説明しています。

ガイドラインの行動療法に対する位置関係

泌尿器科学会の夜間頻尿ガイドラインでは、薬剤によるコントロールに追加する生活指導としては行動（運動）療法を推奨し、日常生活の注意点を指摘しています。しかし、生体機能の中の代謝、深部体温などについては触れられていません。ガイドラインとは論文のエビデンスを集め、その石垣でできた治療法のヒエラルキー（ピラミッド型の階層構造）の頂点にあり、学問的根拠を拠り所にしています。それは論文で構成されてできた指導法であり、新しく論文が出れば変わっていきます。現在の行動（運動）療法に関する記述は論文の集合体としたものにとどまり、生活全般の総合的な生活指導はほとんどありません。その充実を待ってはおられません。そこで個々のフィールドワークで得た結果を加え、周辺の知見を集めて老化に伴う夜間頻尿の特徴を調べて背景を考え、生活指導の根拠である目標達成シートを作成してみました。ガイドラインをトップに頂くヒエラルキーの中では、当院の目標達成シートによる指導法は単なる一つの経験談として最下層の位置付けにはなりますが、それはそれで結構です。とりあえず、役に立つ現実的な生活指導として、読んでください。これから先に、ガイドラインの行動療法がどう発展するのか興味深々で見守っていきたいと思います。

6．夜間頻尿の目標達成シート（曼荼羅《まんだら》シート）の①～⑧項目に従った目次と章［三］～［六］の関係

①「疾患」……［三］の2

②「尿量」……［三］の3

③「睡眠」……［三］の4

④「睡眠パターン」

⑤「代謝」

代謝と筋肉量……【五】の3
代謝と血液移動と血液分配……【五】の3
代謝を上げる入浴の効果……【五】の4

⑥「高齢者生体機能」……【五】の1
高齢者の温度環境と睡眠に対する変化

⑦「夜間多尿」
それでも改善しない手強い夜間多尿もある……【五】の5
生活指導とこれに抵抗する真の夜間多尿

⑧「生活習慣」
理想的な1日の過ごし方……【六】の6
生活習慣の改善

［一］健康や生活を脅かす夜間頻尿とどう向き合うか　1〜4
［二］実はコレ！　夜間頻尿を引き起こす原因　1〜6

【二】のまとめ

夜間頻尿の原因

- 夜間頻尿の原因が何にあるのか、一般に①泌尿器科疾患、②夜間尿量、③睡眠の3つの要因で構成されていることが定説となっています。
- 高齢者に出現する泌尿器科疾患については、前立腺肥大症、過活動膀胱が中心であり、残尿や膀胱容量と刺激が大きな影響を及ぼします。
- 高齢者では泌尿器科疾患の頻度が多くなり、泌尿器科に受診する高齢者は、夜間頻尿の悩みが増えてきます。
- 夜間頻尿は、70～80％以上の対象者が夜間多尿を原因とされてきたが、その大半が抗利尿ホルモンの不足によるものでなく「見せかけの夜間多尿」であると考えています。
- 「見せかけ」に対する生活指導は、尿量と睡眠の因子双方を代謝増進で管理し、それらを内服治療に加えていくことです。

- 70代後半からは、過活動膀胱症状が急激に増え、80代後半からは代謝水準が低下するため、治療（内服、内服＋生活指導）に抵抗性が増えてきます。

夜間頻尿の三角関係（図①）、夜間頻尿をわかりやすく捉えると（図①の解説）

- 夜間頻尿の3つの基本因子の関係と治療の方向性について簡略図を描いてみました。
- 基本的な図式として［図①］に示して解説し、冷え、うつ熱、中途覚醒等が生活環境の中で加わってきます。
- 泌尿器科疾患については炎症などを除けば残尿と膀胱刺激が関与しており、それには薬剤処方で管理できる場合が多いです。
- 尿量と睡眠の管理については当院では生活指導で行っており、薬剤処方で効果が不十分であれば積極的に追加します。

病院で行う夜間頻尿の治療は氷山の一角（図②の解説）

- 外部環境として季節要因や寝室環境があり、内部環境としての高齢者の生体機能を重視しています。そこで［図②-］を作成しました。

- 夜間頻尿にとっては泌尿器科的因子は氷山の一角です。
- 尿量管理では注意すべきは、薬の利尿作用や内科領域の医原性・病原性の要素があり、さらには季節要因、水分多量摂取など生活習慣があります。
- 睡眠管理では、深部体温に関連する中途覚醒、冷え、うつ熱などを考慮し、季節環境による外部環境の影響の対策を指導します。
- 尿量と睡眠の背景因子に注目しましょう。夜間頻尿には、尿量や睡眠の管理のために様々な内部環境、外部環境に合わせた温度勾配への配慮が必要です。
- 人間の体は1年、1日の中で絶えず変化しており、病的現象だけにとらわれず、変化させられている背景、生理的諸現象を理解する必要があるのです。
- 睡眠の背景には、高齢者の生体機能、代謝、睡眠パターン、日常生活の過ごし方などの幅広い、影響を与える裾野が広がっています。

目的達成シートで夜間頻尿の全体像（夜間頻尿の正体に迫る俯瞰《ふかん》図）を知る

- 目標達成シートは3つの基本因子と5つの背景因子から構成しています。背景因子は基本因子の裏で夜間頻尿を支えています。なお、背景因子の選択には、「代謝を上げてぐっすり眠る」ために各方面の知見から引き出してきて、背景と思われる因子として用いました。

- 基本因子は疾患、尿量、睡眠の各因子であり、背景因子は環境温度対策や体温コントロールが関係した代謝、高齢者生体機能、睡眠パターン、夜間多尿、生活習慣の各因子です。これらを理解して初めて夜間頻尿の正体に迫ることができると思うのです。
- 各背景因子を選んだ理由として8つのキーワードを張り巡らしました。このキーワードの一つ一つは重要な生体機能の仕組みなどを表しています。背景因子にあげた全ての因子は、環境温度と深部体温との間の温度勾配を調節し、生きていくための機能的な工夫に必要なものであると思われます。
- 目標達成シートをその時の患者さんのもつ夜間頻尿について、何が起きているのかを知るための羅針盤みたいなものとしての位置付けでも使用しています。
- 目標達成シートは生活指導の根本にすえており、生活指導、自己管理の根拠をわかりやすく提示し、配慮するようにしています。

・目標達成シートは、その人の特徴から個々の夜間頻尿の改善の方向性を見つけやすいという利点があります。そして何をすべきか、改善の道筋、老化対策に向けた理想的な1日の過ごし方を考えます。

・高齢者は生体機能、肉体機能などの予備能力が徐々に低下していくわけで、それを維持、回復するための短期（1日の過ごし方）と長期（体力のつけ方）の効果をねらった生活指導、自己管理が必要になってきます。

・代謝を利用した睡眠管理を計画的に行い、夜間頻尿を改善することが重要なのです。振り返る時、この目標達成シートは役に立つと思います。

[三]

夜間頻尿の3本柱

この章の流れ

［三］章では、疾患、尿量、睡眠の3つの基本因子について述べています。疾患管理については、当院の診療の進め方、前立腺肥大症などの治療順序、効果次第で生活指導の介入するタイミングについて述べました。尿量管理については、ガイドラインの行動療法との対比が中心です。睡眠管理については、中途覚醒の実態調査を行い、治療現場での解釈や夜間頻尿の中での頻度、季節性について述べています。中途覚醒後の尿意による排尿行動は、夜間多尿とともに夜間頻尿の課題です。これは主観的要素が強いためデータを取りにくいものですが、認識し、対応する必要があります。中途覚醒は夜間頻尿の成り立ちにとって重要な影響を与えており、その発生原因についても言及しています。

1．夜間頻尿を改善するために

夜間頻尿の改善のために①疾患管理、②尿量管理、③睡眠管理を行います。この3つの因子を総合的に考えますが、まず疾患がないかを泌尿器科的に診断し、あればそれに対する内服薬を選択し疾患管理を行います。ここでは、実際に行っている当院の取り組み方をかなり具体的に紹介しておきます。実際の現場での流れです。

当院の治療の流れ

来院されたら、そこまでの過程をまず問診チェックでチェックし、診察に入ります。「問診」→「検査」→「診断」→「薬物治療」→「バランス治療」の流れがあります。検査、診断、薬物治療をその日に開始します。検査は尿検査、超音波検査、尿流測定、残尿測定、血液検査の流れになり、形態的、機能的に前立腺や膀胱を評価します。その上で全身状態、体質、他領域の病気などを考慮して内服薬を決めます。血圧、排便状態、既往歴、体力などによって選択が左右されます。

とりあえず前立腺肥大症として治療を開始することとします。それから2週間後に効果判定し、全般的に改善されていなければ、薬物調整やバランス治療を開始します。1〜2ヶ月治療しても夜間頻尿が残る場合があります。残尿と膀胱容量が正常であり、依然として夜間回数が2〜3回以上もまだ残るようであれば、尿量、睡眠管理として生活指導の介入を行います。介入の程度の判断は、薬の効き方にもよりますが、内服で比較的良好であれば軽くサポートし、効果が不十分な場合はその人の背景を診て積極的に生活介入する場合があります。

前立腺肥大症薬の処方中は、膀胱刺激で過活動膀胱症状（切迫尿意、切迫性尿失禁）などがないかどうか、残尿があるかどうか、夜間頻尿の回数と質についても監視します。質とは、尿量と覚醒時の状況であり、中途覚醒か、尿意或いは尿量覚醒かを聞き出し推測することです。また、尿の勢い、膀胱容量などもチェックし、正常に近い排尿状態が得られているかもチェックします。

当院の生活指導のやり方

尿量の管理の指導もしますが、当院では睡眠管理に重点を置き、背景因子までさかのぼります。具体的な睡眠のための生活リズム、代謝、睡眠パターンを考慮して中途覚醒をできるだけ起こさないようにアドバイスしています。そして冷えやうつ熱対策についても生活リズム、睡眠環境を整えるように伝えます。

心因性の場合は、生活指導で解決しにくいと判断すれば、まず自律神経をコントロールするために精神安定剤や睡眠薬を処方する場合もありますが、心療内科に受診を勧める場合もあります。自律神経による場合、脳からの刺激で膀胱が敏感になっているからです。最も大きな特徴は、切迫尿意や失禁がほとんどないことです。初診時に睡眠薬をすでに服用している人は一定数いるのも確かなのです。当院では、入眠障害のある時に睡眠薬系の薬を処方しますが、生活指導で経過観察してからにしています。しかし、人によっては入眠薬の服用で4～5回の夜間頻尿が0回になったケースも泌尿器科ではまれにみられます。そのケースは当院ではわずかです。

2. 膀胱刺激と残尿の管理

ここでは、関連する泌尿器科疾患の診察室での管理と対処法、治療の進め方を示しています。

膀胱容量と残尿の管理、これは泌尿器科の基本

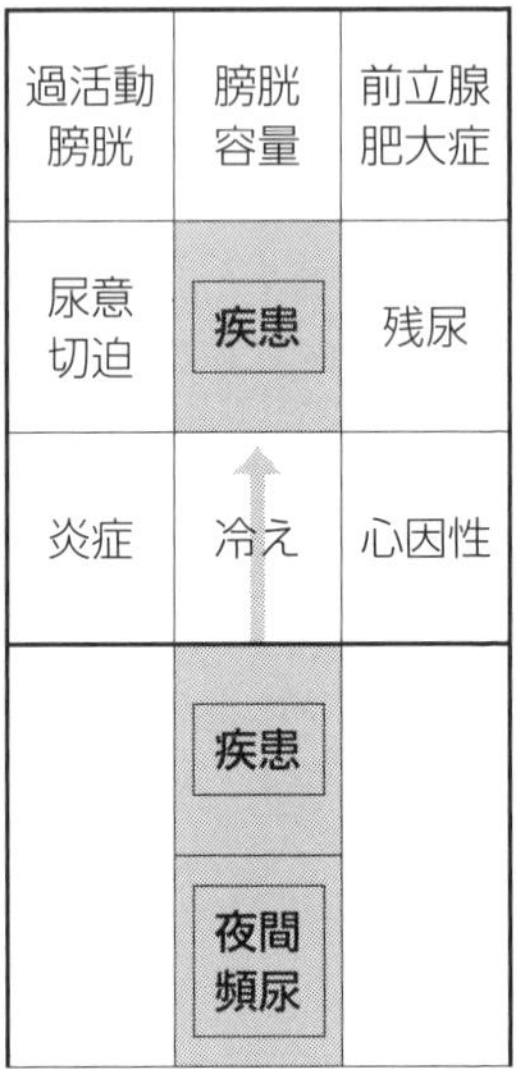

夜間頻尿に影響する膀胱容量と残尿の管理の有無と程度に関しては泌尿器科を受診し、確認する必要があります。最近では、前立腺肥大症、過活動膀胱、低緊張膀胱などの排尿障害の治療薬が各種出揃い、その組み合わせでかなりの長期的効果が得られるようになりました。夜間頻尿については泌尿器科的には尿意切迫等による膀胱容量の減少を防止し、前立腺肥大症による残尿の増加を減らすことが一番の目的であり、尿路感染を含めてそれを監視するのが日々の診療の中心です。そのため前立腺肥大症の外科的手術を紹介することは以前に比べ少なくなっています。

夜間頻尿のきっかけは、排尿症状、蓄尿症状がある場合が多く、50歳以上で症状があれば泌尿器科的チェックが必要です。治療はともかく診察はおススメです。出るまでに時間

がかかる、勢いがない、切れが悪い、頻尿、我慢しづらい切迫尿意、失禁などがあれば、夜間頻尿の改善は泌尿器科から治療をスタートした方がいいのです。それは対症療法ではなく、正確な診断ができるからです。ただし、前立腺肥大症と診断されても、症状が軽いのであれば治療せずに経過観察で十分です。高齢者の心得として、正確な排尿状況と見通しについては知っておいても悪くはありません。その場合、困窮度に応じて来院を勧めています。当院の診断、治療の詳細は後述します。本書の趣旨はこれがメインではないのですが、一通り触れておきます。

前立腺肥大症や過活動膀胱の治療

基本的には前立腺肥大症が多く、過活動膀胱が合併することもあります。前立腺肥大症薬はαブロッカー、５α還元酵素阻害薬、ＰＤＥ５阻害薬等があり、過活動膀胱の薬は抗コリン薬、β3刺激薬があり、症例によってこれらを駆使します。尿の出にくさを改善して残尿を減らし、尿意切迫や尿もれを防ぐような処方で排尿を安定化させていきます。これができれば夜間頻尿もかなり改善されます。過活動膀胱だけの疾患の人もおり、その内服で夜間頻尿は正常化することもよくありますが、単独ではまれに排尿困難などの副作用もありますので正確な診断が必要です。残尿が増加しなければ単独投与だけで著しい効果が得られる場合もあり、副作用の少ないβ3刺激薬が過活動膀胱治療薬の主流となっています。膀胱の過活動化が夜間頻尿の大きな要因になるのは80代からであり、前立腺肥大症との合併を問わず寒暖差の激しい晩秋に冷えで翻弄された初診者の受診が多くなります。冷えは膀胱刺激の重要な要素です。

疾患の薬剤治療の効果の印象をいえば、60代前半までは仕事がルーチンワークになっているため、割と早く夜間頻尿に対しても効果が出て安定します。そのため、多くは継続して来院しなくなります。割と早く安定化した処方となります。80歳未満であれば、効果が不足していても生活指導で修正を加えれば改善します。80歳以上は生活指導を加えても改善しない割合が増えてくるイメージです。前立腺肥大の尿勢低下は統計的には70代でやや頭打ちになりますが、過活動膀胱は80代から急速に出現する割合が増えるとの統計結果があります（[二]の1参照）。日中にも症状もあり夜間頻尿となった過活動膀胱は内服薬にかなり有効で、数日~1週間で効果があらわれる傾向が強いです。ただし治るわけではなく内服の維持が必要です。

当院の考えとしては、夜間排尿回数が2回以上であることが多ければ、生活指導の介入を行います。両者の合併がある場合には排尿症状と蓄尿症状のバランス治療を行います。その治療に生活指導を加えても、どうしても排尿と蓄尿のバランスが取れず、残尿が残ったり尿失禁が続くような不安定な生活となることがあります。その場合には前立腺肥大の外科手術によって排尿障害を取り除くことが必要になります。

その他の因子

診察室での経過観察の中で、心因性、冷え、生活環境による症状の変化に対応することも必要ですし、尿検査による炎症などの管理も必要です。実際には、内服薬だけでは安定した排尿改善が得られない場合もあります。その多くは日常生活の過ごし方、季節要因、身体障害等があります。基本的には、日中の頻尿は生活刺激によるもので、意識のある時と、睡眠時の意識のない時の差が明確です。その場合、夜間排尿回数が0～1回であれば、それが本当の排尿状態の姿であり、日中の頻尿は生活刺激によるものと判定できます。しかし、不眠的要素が加わることもあり精神的要素も加わって夜間頻尿になることもあります。治療をしていても夜間排尿回数は思ったほど減らないケースが多いのです。患者さんにとっては排尿障害の中で生活困窮度の最も高いのは、夜間頻尿であり、疾患治療でも薬物治療で最後まで残る症状が夜間頻尿です。その原因は睡眠管理や尿量管理などが関係してくるからです。そのため、まずはこの2つの因子に関する生活指導をオーダーメイドに追加していかなければなりません。

《排尿障害の全容の問診チェック（当院）》

当院でのやり方は一般的なものだと思いますが、排尿障害や夜間頻尿の内容の聞きとりについて述べます。まず初診者の視診で代謝状況を把握し、質問項目を決めます。症状の話を聞くに従い、アンケート調査の質問をしていきます。まずは排尿障害について、どのようなバランスで排尿症状（出にくさ）と蓄尿症状（膀胱の敏感さ）が発生しているのか、それでどの程度困惑しているのかをアンケート調査で探ります。IPSS（国際前立腺スコア）、OABSS（過活動膀胱質問票）は、どこの医療機関でもよく行われているアンケート調査です。この2つの質問票は排尿症状、蓄尿症状の点数をつけて重症度判定を行い、排尿障害に関する両者のバランスを知る上で非常に役に立ちます。この2つの質問票を参考にしながら深掘りする診察時の問診内容を、夜間頻尿を中心に紹介します。

▼夜間頻尿中心の診察時チェック

以下を臨機応変に聞き取ります。

①夜間頻尿の訴えについて

　排尿を済ませて何時に寝て、1回目の排尿（第一覚醒排尿＊）の時刻、あれば2回目、3回目の時刻と起床の時刻を聞き出します。1回の尿量チェックで普段通りの量か、少なめかを聞きます。排尿のきっかけは、尿意で起こされる感覚での覚醒の場合、反射的に尿意と覚醒が同時にきて排尿行動をとっている場合、中途覚醒後に間を少しおいて尿意のスイッチが入るか心理的不安で排尿行動をとる場合、のいずれかをとりあえず聞きます。また、トイレに駆け込むか（切迫尿意）、漏らすこと（切迫性尿失禁）があるか、夜間尿量（寝ている間に作られる尿量）がそれ以外の日中の尿量に匹敵するくらい多いか、についても聞きます。

②日中の尿の勢い、頻度の程度、尿意切迫感、尿のちょい漏れの有無。

③夜間回数は日によって変動が激しいかどうか。協力者には毎日の夜間回数を記録してもらいます。

変動が激しい場合、気温、運動量、1日の生活リズム、尿量の日内変動、入浴の有無と時間、服装、ストレス等を参考に聞きます。

④泌尿器科の病気があるかどうか、治療中かどうか。急に悪化した場合（炎症、尿閉など）、長い間続いている場合、痛みを伴うかどうかです。

▼経過観察のチェック

薬を服用しても夜間頻尿があまり改善しない場合の経過観察としては、やはり排尿日誌が必要となります。排尿に関する生活内容を聞き出す必要が生まれます。夜間回数が3回以上で夜間尿量が多い場合には、排尿日誌で1日尿量と夜間の睡眠時に産生される尿量を比較します。

［睡眠してから起床時第一回の尿量を加えた総尿量］÷［1日総尿量］の式で示されるのが［NPi（夜間多尿指数）］です。3日間連続で調べて、3回とも、これが1／3を超えていれば夜間多尿と診断しています。当院の経験では、夜間1回排尿量は200cc以上、夜間尿量が起床時第一回目を加えて約1000cc以上、NPiは3日とも40～50％以上であれば確実です。40％未満については慎重に判断しています。

さらに、日々の夜間排尿回数だけを患者さんに記録してもらう場合もあり、夜間回数は月平均値のチェックをします。夜間回数は生活内容によって多少は変化するものであり、生活のコンディションを知るには役に立ちます。

＊就眠後第一排尿までの時間（ＨＵＳ）を示す

《排尿障害を「IPSS」と「OABSS」で調べる》

ＩＰＳＳとＯＡＢＳＳのアンケート表で排尿状態をお聞きします。該当項目を選んで○をつけ、その数字がスコアになりますので記入し、合計点を計算して出してください。スコアが中等症以上の方は、泌尿器科で相談してください。必ずしも治療の必要なく、経過観察になることもあります。

自分の前立腺肥大症の進行状況が国際前立腺スコア（ＩＰＳＳ）で調べることができます。また、過活動膀胱症状の質問票（ＯＡＢＳＳ）で蓄尿症状を把握できます。生活のお困り具合はＱＯＬスコアでチェックしておきましょう。

国際前立腺スコア（IPSS）

この1か月の間に、どれくらいの割合で次のような症状がありましたか？	全くない	5回に1回未満	2回に1回未満	2回に1回くらい	2回に1回以上	ほとんどいつも	スコア
①排尿後、尿がまだ残っている感じがありましたか？	0	1	2	3	4	5	
②排尿後、2時間以内にトイレに行きたくなったことはありましたか？	0	1	2	3	4	5	
③排尿の途中で尿が切れることがありますか？	0	1	2	3	4	5	
④排尿を我慢するのがつらいことがありましたか？	0	1	2	3	4	5	
⑤尿の勢いが弱いことがありましたか？	0	1	2	3	4	5	
⑥排尿時にいきむ必要がありましたか？	0	1	2	3	4	5	

夜間排尿回数	0回	1回	2回	3回	4回	5回以上	
⑦夜寝てから起きるまで、何回トイレに行きましたか？	0	1	2	3	4	5	

合計点数	点

評価	7点以下　軽症	8～19点　中等症	20点以上　重症

QOLスコア	とても満足	満足	ほぼ満足	なんともいえない	やや不満	いやだ	とてもいやだ
現在の排尿状態がこのまま変わらず続くとしたら、どう思いますか？	0	1	2	3	4	5	6

点数	点

評価	0～1　軽症	2～4　中等症	5～6　重症

過活動膀胱症状質問票（OABSS）

質問	症状	頻度	点数
1	朝起きた時から寝るまでに、何回くらい尿をしましたか?	7回以下	0
		8～14回	1
		15回以上	2
2	夜寝てから朝起きるまでに、何回ぐらい尿をするためにおきましたか?	0回	0
		1回	1
		2回	2
		3回以上	3
3	急に尿がしたくなり、我慢が難しいことがありましたか?	なし	0
		週に1回より少ない	1
		週に1回以上	2
		1日に1回くらい	3
		1日に2～4回	4
		1日に5回以上	5
4	急に尿がしたくなり、我慢できずに尿をもらすことがありましたか?	なし	0
		週に1回より少ない	1
		週に1回以上	2
		1日2～4回	3
		1日に5回以上	4

合計点数	

評価	5点以下　軽症	6～11点　中等症	12点以上　重症

※過活動膀胱の診断基準
　尿意切迫感スコア（質問3）が2点以上かつOABSS合計が3点以上の場合

夜間頻尿がある場合にはこれらのスコアの程度で、どこから改善させていくかの開始点になります。スコアが高ければ泌尿器科へ相談してください。スコアが軽症（7点以下）で低ければご自分で生活改善に取り組んでみても良いと思います。

なお、女性の場合はＯＡＢＳＳスコアのみで判断してください。切迫尿意が明らかな場合には、早めに医療機関へご相談ください。

《前立腺肥大症の症状改善のための治療順序（当院）》

ここでは前立腺肥大症の症状改善のための治療順序を、私の医院で行っている手順を例に紹介します。多くの泌尿器科でも似たような流れがあると思います。大まかな流れとしては「問診」→「検査」→「薬物治療」→「バランス治療」となります。

まずは問診ですが、ＩＰＳＳ（国際前立腺症状スコア）とＯＡＢＳＳ（過活動膀胱症状質問票）の排尿に関するアンケートで聞き取りを行い、全体像を調査。排出（排尿）障害、蓄尿障害の程度、その二つの比重、前立腺肥大症の症状と過活動膀胱の症状の程度やバランスを確認します。

検査は、尿検査・血液検査・超音波検査・尿流測定・排尿日誌などを行い、それぞれの結果から詳細な患者さんの病状を把握します。

検査の概要と目的

- 超音波検査→前立腺のサイズ、程度を検査…患者さんの泌尿器構造を確認
- 尿流測定→排尿の勢い、膀胱容量、残尿量を検査…排出（排尿）機能を確認（IPSSと合わせて）
- 尿検査→炎症、比重、尿糖、蛋白その他…周辺状況のチェック
- 血液検査→炎症、癌、腎機能その他全身状態…周辺状況のチェック

当院の治療の進め方の実際

また、先のIPSSやOABSS、排尿日誌から1回の排尿量、切迫尿意／失禁の有無、排尿時間帯、1回の夜間尿量や回数などもチェックし、蓄尿機能の状態や夜間頻尿の詳細を確認します。そして検査のあとは、まず薬物治療を試みます。排尿障害の状況、副作用

への対応を考慮して、さまざまな薬の中から選んで投与していくことになります。また、前立腺肥大症の治療だけでは夜間頻尿が改善せず切迫尿意が残る場合には、次にステップとして過活動膀胱のβ3刺激薬を併用して経過をみます。それでも残る場合には抗コリン薬を使用して残尿を厳重に監視します。さらなるステップとしてのバランス治療として、場合によってはβ3と抗コリン薬を併用することもまれにあります。残尿を超音波検査で厳重に監視し、残尿が多くなったり、排尿症状が増して来れば減薬してバランスをとります。近年副作用の少ないβ3刺激薬が登場して併用しやすくなりました。しかしこの薬でもまれに残尿増加が出る場合もあります。このバランス調整やデュタステリドによる肥大の抑制効果で薬物治療に幅ができて保存療法が増えました。ここまでは自然な処方の流れです。バランスがどうしても取れなくなるのが薬物治療の限界と考えています。残尿、排尿困難の対極にあるのが残尿のない切迫性尿失禁です。その間を取り持つのがバランス治療であり、両極にできるだけ満足のいく状況を作り出さなければなりません。それができなければ内服治療の限界です。なお、このバランス治療は膀胱と前立腺肥大症の尿失禁と排尿困難、残尿とを秤にかけて落とし所を探るものですが、訴える症状と残尿を参考にして処方を決めるものです。臨床現場の工夫で先行はしますが、論文の知見には向かないためかガイドラインには未掲載です。当院では前立腺肥大症薬と過活動膀胱薬の併用は男性LUTSの約半数に行っており、肥大症薬の単独症例は約半数です。直近3ヶ月（2023年3月13日集計の保険病名分析）では、男性LUTS病名906例のうち、前立腺肥大症病名のみは424例、過活動膀胱のみは42例、双方の合併病名は440例でうかがい知ることができます。

薬物治療

- 排尿障害改善薬…タムスロシン、ナフトピジル、シロドシン、タダラフィル、ウラピジル
  …デュタステリド
  …ジスチグミン
- 蓄尿障害改善薬…抗コリン薬…プロピベリン、ソリフェナジン、フェソテロジン、イミダフェナシン
  …β3刺激薬…ミラベグロン、ビベグロン
- 夜間多尿による夜間頻尿…デスモプレシン

《薬物治療の効果確認と生活指導の介入の実際》

ここでは、当院の薬物治療の限界と生活指導の介入スタンスを例に紹介します。薬物治療が効果をあげている場合とそうでない場合の判断基準を示して、どう対応しているかを示していきます。当院ではこの介入を積極的に行い、できるだけ外科的治療にならないように対応しています。

▼薬物効果の有効とする基準

①なめらかな排尿で残尿の減少（50cc以下）、夜間頻尿の改善（1～2回以下）がある場合。

②切迫尿意や切迫性尿失禁の改善・減少が見られ、夜間頻尿が改善し、膀胱容量が増加（200cc以上）した場合。

③第一覚醒時間*の延長（3～4時間以上）が見られ、夜間尿量が減少し、回数も減少（1～2回以内）した場合。

①～③が全てに安定して得られれば、内服だけで十分効果が上がったと判断しています。

薬物治療効果のパターンと生活指導介入の方法

Ⅰ．①、②が改善し、その結果③が改善した場合は十分効果あったと判断します。

Ⅱ．①、②は改善するが、③が改善せず、夜間頻尿だけが問題として残る場合は３つに大別して対応します。

- 睡眠管理（自律神経、不眠は除く）として、中途覚醒をいかに減らすかを考え、深い睡眠に向けた生活指導を行います。
- 夜間尿量の減少に向けた生活指導として、水分過量摂取を減らし、自律神経を刺激する飲料を避ける指導を行います。
- 生活サイクル、運動機能調査、介護認定の有無、背景を参考にして、生活指導の理解、自己管理能力をチェックします。

治療を要する夜間多尿

薬物治療で改善せず、生活指導でも改善がない場合は、排尿日誌で夜間頻尿の実情と夜間尿量の比率調査を行います。夜間多尿治療に向けた適応調査では、ＮＰｉ（夜間多尿指数）を３日間調査して、全て33％以上であれば夜間多尿と診断し、諸条件をクリアできれば治療に入ります。なお、寝起きの1回目は睡眠中の尿産生であるため、その量は夜間尿量に加えます。実際の現場では、NPiがいつも50％前後もあれば確実で、1回夜間排尿量が多くは200cc以上、コップ1杯を十分超えます。夜間回数は3回以上、夜間産生尿量は1000cc以上が多いです。しかし、1回尿量が比較的少ない場合もあり、日中の水分摂取が多い人は日中尿量も多いのでNPiがギリギリ33％になることもあります。適応例に抗利尿ホルモン剤を投与します。

薬物治療と生活指導の限界

薬物治療と生活指導、自己管理の効果には限界があります。薬剤治療で排尿障害（残尿量）と尿失禁の両方が残る場合がそれに相当します。このケースは前立腺肥大症の進行か、それと過活動膀胱の合併の場合によく見られます。その対応としては、次の①～④の4つに分けられます。①尿失禁を減らし、ある程度の残尿量、排出障害を容認する方向で処方します。②両者のバランスがとれず、QOLの改善が見込めない場合、外科的手術等の治療を勧めます。③排出障害（排尿症状）が残尿なく改善し、尿失禁、頻尿が残る場合、オムツで対応することもあります。④残尿が多く改善がない場合は、とりあえず留置カテーテルを設置し、自己導尿を指導したり、全身状態に懸念のある高齢者でない限り外科的手術等の治療の適応としています。

外科的手術としては、ＴＵＲｐ、レーザー手術としてはホルミウムレーザー前立腺核出術（ＨｏＬＥＰ）、前立腺レーザー蒸散術（ＰＶＰ）が行われています。これは、過活動膀胱症状は残る場合がありますが、排尿状態は劇的に改善されます。病院では薬物治療の見切りはもっと早い段階でつけると思いますが、クリニックではどうしても保存治療の傾向になってしまいます。その良し悪しは手術のメリットを伝え、患者さんの意思による選択に委ねるしかありません。

＊就眠後第一排尿までの時間（ＨＵＳ：hours of undisturbed sleep）を示す

3. 夜間尿量管理

《夜間尿量の抑制》

尿量に関連すると思われる夜間頻尿のキーワードを示します。日常生活、季節、寝室内環境、他領域疾患、薬の利尿作用が関係します。寝ている間に作られる尿量の多い夜間多尿や、尿が貯まった状態で尿意で目覚める場合の尿意（尿量）覚醒を減らすような生活管理を行い、夜間頻尿を改善していきます。

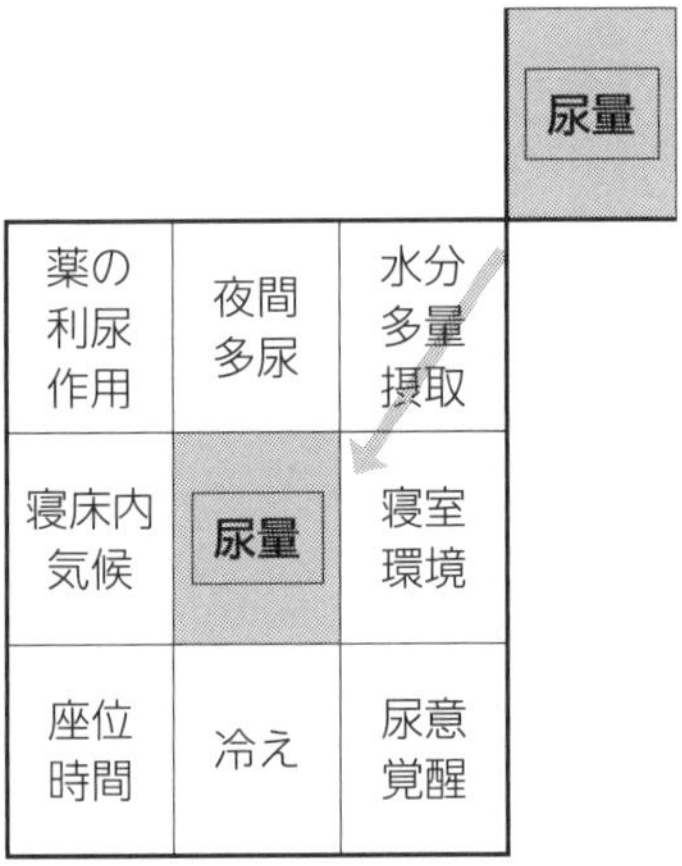

他領域の疾患については、糖尿病がありますが、ほとんどが治療中であるため、口渇で夜間多尿となっている場合がたまにみられる他は、泌尿器科ではほとんど問題になりません。膀胱知覚神経麻痺による低緊張膀胱はまれであり、その有無は残尿チェックで鑑別できます。高血圧の治療中の人も多いですが、薬剤による利尿作用も考えられますが、当院ではほとんどそれには対応せずに治療（内服、内服＋生活指導）を行い、夜間の利尿につ

いてはほとんど影響はありません。代謝を上げる生活指導だけで十分であると考えています。

夜間尿量の生活指導

一般的にいわれる生活指導では、①水分の摂りすぎに注意します。夕方から寝るまでの水分を減らします。アルコールは晩酌以降は避ける、コーヒーなどのカフェインは夕方以降は控えます。冷えている時は水分は控えるが、身体が温かい時はある程度摂ってもかまいません。次に②塩分を減らします。みそ汁、漬け物、塩味の菓子等などに注意します。また、③脚のむくみがある場合は横になる時は脚を挙上《きょじょう》しておきます。栄養状態を良くし、低タンパク血症の改善につなげます。入浴時の脚のマッサージもいいでしょう。さらに、④冷え対策として夕方汗を流すか、身体を熱くするような行動をとるようにしましょう。

以上が一般的な管理法です。当院では各項目をそれほど力を入れずに適当に行っているのが実情です。なぜなら、優先順位として代謝を上げることを第一に考えており、代謝増進がその他に勝って水分を抑制していると考えているからで、その上で必要とあれば追加すれば良いと思っています。

ガイドラインの行動療法

一般的には、生活習慣の見直し、水分の取りすぎ、塩分を控える、脚のむくみ対策で短か目の昼寝をする、夕方の軽い散歩、寝室の温度と湿度や寝具を調整する（寝室内環境、寝床内気候＊）、などが挙げられています。夕方の運動に関しては「散歩、ダンベル運動、スクワットなどを行うと、筋肉のポンプ作用で下半身にたまった水分を血管内に戻し、汗や尿として排泄されます」といわれていますが、しかし、これは睡眠管理にも役立つ方法です。これらの項目は、主に夜間頻尿診療ガイドライン第2版の行動療法で奨励している方法です。この行動療法は、夜間尿量管理を中心として掲載しており、睡眠管理については、適切な睡眠薬、安定剤が紹介されています。行動療法の記述は、論文で夜間頻尿に対する一定の効果が示されたものの集合体のようであり、それらの根底にある論拠やつながりがまだ見えてきません。決して完成したものではなく、論文の追加待ちのように思えてなりません。そのため、臨床現場では患者も一貫した日常の行動内容が得られず場当たり的になり、断片的な指導に終わり、夜間多尿や夜間頻尿に漠然とした効果しか期待できないと思うのです。

代謝と尿量管理のつながり

しかし、夜間尿量の抑制のためには、ただ水分抑制するにとどまらず、代謝を上げて深い睡眠を十分にとるとさらに効果的です。代謝を上げるには、筋肉運動と適切な食事のセットが重要です。座位時間が長いと活動水準が低いため冷えやすく、下肢に水分が蓄積されやすいため、夜間多尿の原因にもなります。座位時間を減らしてください。また、水分多量摂取しても代謝が増加して皮膚に熱放散と蒸発が起こっている状態があれば、相殺されます。また、ゆっくりした入浴も代謝を上げる手段です。尿量の管理と睡眠の管理は、代謝と深い睡眠で共通する密接な関係があります。それを後で述べていきます。

抗利尿ホルモンの分泌

バゾプレシン（ＡＶＰ）は抗利尿ホルモン（ＡＤＨ）の働きをもち、脳の血漿浸透圧受容体の刺激を受けて視床下部で産生され軸索輸送で脳下垂体後葉から分泌されるもので、血圧上昇作用も併せ持っています。代謝が上がり脱水気味となると血漿浸透圧や血清Ｎａが上昇しバゾプレシンの分泌が増えます。腎臓の集合管の水チャンネルに受容体があり、水分保持（保水）に働き、抗利尿ホルモンが不足すると多量の低張尿を排出します。日内変動では一般的に、日中より夜間の方が多く分泌されます。寒冷暴露すると、体内の熱が過剰に奪われないために「保熱」を目的として、血液が皮膚から中心部の臓器へと移動します。すると圧受容器が反応し、抗利尿ホルモンの分泌は低下して利尿状態となります。逆に代謝増進で皮膚からの蒸発、発汗が起こり、血液が臓器から皮膚へと移動して脱水傾向になれば、水分喪失から守るために「保水」現象が起こります。血漿浸透圧が上昇して「保水」のために抗利尿ホルモンの分泌は増えるのです。つまり、代謝増進は保水に向かうために抗利尿ホルモンが増え、冷えや寒冷暴露のときは保熱に向かうために抗利尿ホルモンは減るという仕組みになっています。これは体の温度勾配で保水や保熱が決まり、体液の調節をしていると考えます。また、バゾプレシンはレニンアンジオテンシン系を介して腎臓の尿細管でナトリウムの再吸収を増加させて保水する作用もあります。これからは抗利尿ホルモンの作用にしぼって記述します。

高齢者は夜間睡眠時には本来多くなるはずの抗利尿ホルモンの分泌が若年者に比べて低くなるため、夜間尿量が増加して夜間多尿、夜間頻尿となるといわれています。もしそれが抗利尿ホルモンが夜間だけ欠乏をきたしているようであれば、それに対しては、抗利尿ホルモン薬の処方が必要です。しかし、なぜ夜間だけ欠乏するのかはわかっていません。

実際には抗利尿ホルモンの処方に頼る症例は少なく、生活指導で代謝を上げることなどで十分対応できるのは事実です。また、多飲多尿の生活習慣があれば、血漿浸透圧が上昇しにくい体になっており、抗利尿ホルモンは不足がちになるのかもしれません。抗利尿ホルモン薬の処方については生活上の注意点や副作用で厳重な管理が必要なためもあり、70％以上が夜間多尿とされる割にはあまり使用されていません。生活指導を積極的に押し進める当院では、対象症例全体のわずか5～10％が対象となるが、実際に継続して使用できるのは5％程度にとどまります。私の診療経験では、多くの夜間多尿と思われる症例は見せかけの夜間多尿であり、抗利尿ホルモンの相対的な不足であり、分泌機能の障害ではないと考えています。

＊寝床内気候：就寝した時の人と寝具の間にできる空間の温度と湿度

《夜間尿量を減らす、当院の生活指導の実際》

では、当院で実際に行っている夜間尿量（寝ている間に作られる尿量）を減らす生活指導として、患者さんにお勧めしている事柄を紹介します。

⑴水分の摂りすぎ注意では①夕方から寝るまでの水分を減らす。②アルコールは晩酌以降は避ける。カフェイン飲料は寝る3時間前以降は控える。③冷えている時は水分は控えるが、体が温かいときはある程度摂ってもよい。

⑵塩分を減らすことの日常生活の注意としては、みそ汁、漬け物、塩味の菓子等などに注意。

（当院ではこの呼びかけはほとんど行っていません。しなくても夜間頻尿はコントロールできています。当院治療中の人の5割以上は高血圧治療中で、すでに塩分制限をしているかも知れず、ほとんど触れません。治療していない人にも触れない理由は、その規制で窮屈な思いをするよりまず代謝を上げて汗をかく方式でやってもらい、効果がなければ考慮します）

⑶脚のむくみ対策として座っている時間を減らし、下肢のむくみに気をつける。横になる時は脚を挙上しておくのが良い。下肢がむくみやすいので栄養状態を良くして低タンパク血症の改善を図る。入浴時には下肢マッサージも有効。座位時間も減らす。

(4)夕方汗を流すか、背中を熱くするような運動をとる。(15〜30分程度の中等度の運動)

(5)寝る前に体を冷やしすぎないようにする。そうしないとそれまでの努力は水の泡になるからです。

(6)入浴を活用してください。40℃10分ほど浸かるのがベスト。浴室から出たとき、体がぽかぽかしていれば効果があります。入眠60〜90分前に済ませて冷えないうちに就寝する。この状態では水分を摂っても大丈夫。血液移動が内臓から皮膚へと行われているので水分も皮膚から蒸発するため、尿量も増えず、寝つきやすくなる。

(7)夜中の排尿覚醒時に冷たい水は飲まないほうがよい。寝室が冷えている時期は体を冷やして眠りが浅くなることがある。

(8)寝室内温度、寝床内気候に注意する。寝床内気候とは、就寝した時の人と寝具の間にできる空間の温度と湿度のことで、32〜34℃がベストといわれている。湿度は40〜60%が良いといわれている。自分の体熱で寝床内気候を作れるように、寝具を季節ごとに調節するのがベストである。

(9)残尿のある人は、寝る前に残尿を極力減らして十分排尿できるように、その2〜3時間前に計画排尿しておく。

(4)〜(8)のように、代謝を上げ、深部体温を管理して深い睡眠をとれるようにすれば、尿量管理で窮屈な思いをそんなにする必要はなく、代謝、睡眠と尿量の相対的な関係で適度に管理すれば見せかけの夜間多尿は減っていくと考えています。水分摂取の可能な量はあくまでも体の温まり具合との相対関係です。厳重な寝る3時間前からの水分抑制は、抗利尿ホルモン製剤を処方する時だけ行っています。

《夜間頻尿診療ガイドライン第2版（2020）「行動療法」を参照》

夜間頻尿診療ガイドライン第2版（2020）の中の行動療法は、次ページの表に示すごとく飲水指導が中心ですが、統合的生活指導が生活全般の指導に相当すると思われますので参考までに紹介いたします。本格的な生活指導の報告はまだ少ないようです。

要約として、多尿、夜間多尿に対する行動療法には、飲水に関する指導、塩分制限、食事（Diet）、運動療法、禁煙、弾性ストッキングの使用、夕方の下肢の挙上などがあり

行動療法（生活指導も含む）

治療法	推奨グレード
飲水に関する指導	A
塩分制限	B
食事（Diet）	B
運動療法（散歩，ダンベル運動，スクワットなど）	B
禁煙	C1
統合的生活指導	B
神経変調療法など	保留（保険適用外）

ます。（当院で採用しているのは、正直なところ、この中で軽い飲水指導と運動療法のみです）

統合的生活指導の有効性も報告されています。エビデンスは十分ではありませんが、非侵襲的であり、第一選択とすべき治療である〔レベル２〕とされています。統合的生活指導とは、推奨グレード：Bとされ、「ＳＯＤＡらは、夜間頻尿患者56例に対し、生活指導（体重の２〜２・５％までの飲水制限、ベッド上での超過時間臥床の禁止、日常の運動、湯たんぽなどによるベッドの暖房維持）を行ったところ、夜間排尿回数は有意に減少し（３・６から２・７回、ｐ＜０・０００１）、夜間尿量も有意に減少し（９２３㎖から７６８㎖、ｐ＝０・０００５）、53％の患者で夜間排尿回数の１回以上の減少がみられた。また、多尿の患者に対してさらに効果が高かった」という報告があがっています。

代謝を上げること等の生活全般の生活指導は記載されていません。そのような論文はほとんどなく、積み上がってないのが不思議なくらいです。これらガイドラインの行動療法をクリニックで日常診療に具体的に使おうとしたとき、種々の項目をつなぎ合わせる理由が明らかにされていません。まだ、論文の寄せ集めの指導のように思えます。まだ、十分な生活指導の効果を検証する論文と試みが不足しているように思われ、ガイドラインの行動療法で全てを語るのは無理があると思えてなりません。

4. 睡眠の管理

睡眠の管理は、当院の生活指導の最も重点となる考え方が込められています。自律神経の抑制をする薬をできるだけ避けて、活動水準を上げてコンディション作りをすることによって夜間頻尿を管理しています。最後の選択肢として眠剤を処方します。

睡眠の背景因子

夜間頻尿の睡眠に関連すると思われるキーワードを図に挙げています。季節要因、中途覚醒、代謝、睡眠パターン、自律神経、深部体温、寝床内気候、うつ熱と冷えです。「睡眠パターン」は別の背景因子として、さらに詳しくそのキーワードを示しました。高齢者特有の生体機能的変化が重要で、冷えやうつ熱が起こりやすいし発汗の反応も遅れやすく、また中途覚醒が発生しやすいといった睡眠が浅い傾向などの変化がみられます。

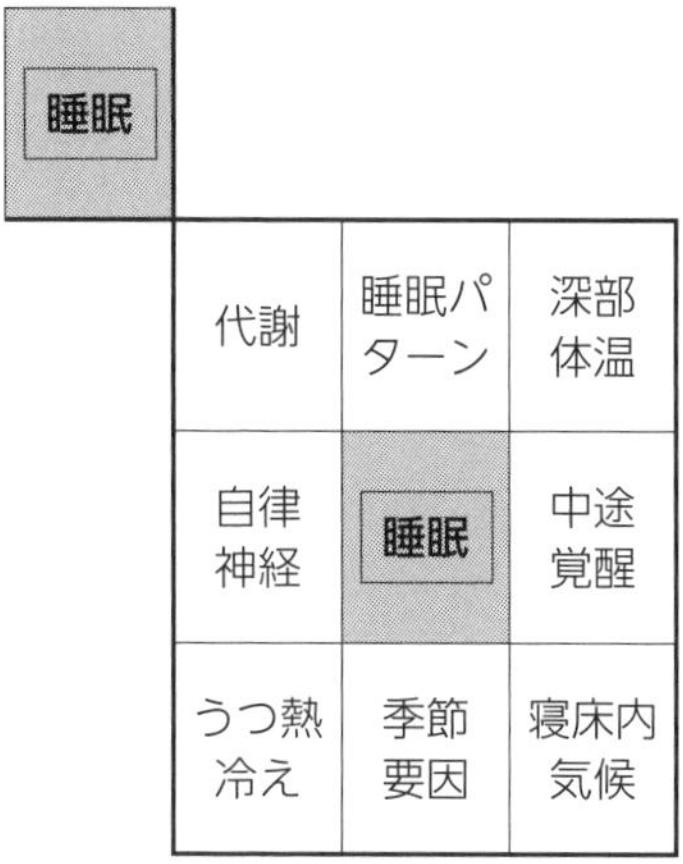

生体機能的にみた睡眠の仕組み

生体機能的にみた睡眠の仕組みとしては、脳波の睡眠パターンの中で、睡眠サイクル、深いノンレム睡眠が注目です。入眠には体温のメカニズム、深部体温、血液移動、熱放散などの生体機能が関係し、その流れを作っているのが代謝による熱エネルギーであり、血液の動態です。若年者と高齢者にとっての「体温の日内変動」について違いを知ることが大切です。そして、深部体温と睡眠との関係、そして四肢への血液移動、熱放散と発汗、尿量減少の流れを理解することによって睡眠管理がわかりやすくなります。特に高齢者は、若年者に比べて低下した活動水準を上げ、運動や入浴を使って不足しがちな深部体温を夜間の入眠前まで維持します。入眠時に熱放散を起こし、深部体温を急下降させて深いノンレム睡眠を長く獲得します。それによって中途覚醒を減らし、尿量を減らします。このような一連の流れを作ること、そして高齢者に重要なのは運動や入浴のタイミングに注意を払うことで、ぐっすり眠れるような睡眠の管理を当院で行っています。ここに挙げた各項目については、詳細を後述します。

また、睡眠パターンでいえば、睡眠の質を改善するためには深いノンレム睡眠を増やすことが目安となり、睡眠中の発汗を増やし夜間の尿量を減らすことになります。夜間頻尿を1回以内に抑えるために、最初のノンレム睡眠からレム睡眠が終わるまでの睡眠サイクル（コア睡眠）を充実させ、第一覚醒時間*を最低で3・5〜4時間延長させることが目安になります。これらについても、後で詳しく触れます。

▼睡眠管理の指導

夜間頻尿を減らしやすい睡眠管理の指導としては、日常生活のなかで睡眠環境を整えて中途覚醒が起きにくくし、できるだけ熟睡できるような工夫をすることです。高齢者は覚醒すると反射的に尿意を感じ排尿行動をとるようになるし、覚醒時の心理的反応としてトイレに行きたくなるからです。膀胱に十分尿量が貯まっている場合は尿意が先と感じても、あまり貯まっていない場合は、過活動膀胱を除けば中途覚醒が先と受けとっています。季節要因に対する身体の反応として、うつ熱、冷えでも眠りは浅くなり中途覚醒や尿意（尿量）覚醒が増えます。その対策としては、活動水準を上げて能動的な発汗を促し蒸発させることで放熱し、両者は解消されます。季節要因を克服するには、第一に内的要因の克服のため、うつ熱対策には5～6月ごろからの暑熱順化、冷え対策としては10月頃からの寒冷順化として、代謝、運動習慣による発汗を促すことです。環境温度に適応して代謝による体温調節をすることです。どの季節でも運動と食事をセットとして代謝を上げておけば、深い睡眠も得られ、夜間頻尿も改善します。その日の運動量が不足する時や冷える時は、適切なタイミングの入浴で代謝を上げて補充できます。第二は、外的要因の克服として、睡眠環境、寝室環境の温度と湿度、寝床内気候を整えて、深い睡眠を得られやすくすることです（行動的体温調節）。寝床内気候とは、気温33±1℃、湿度50±5％の布団内の気候を示しており、最も寝やすい温湿度とされています。環境温度と深部体温との間の適切な温度勾配を整えられるように指導することが大切なのです。できれば、冬場でも暖房を使わなくても自分の体熱で寝床内気候を整えられればベストであり、軽く補助する範囲内での暖房器がおすすめです。寝る前に体を冷やしてしまえば暖房器を使わざるを得ません。

自律神経

ストレス、自律神経の失調はコルチゾールが関係し、その分泌は普通は夜に減り、早朝から増え出すといわれています。これで不眠や中途覚醒、早朝覚醒になる人には、精神安定剤、睡眠薬の処方で劇的に改善する場合もあります。夜に寝つかれず交感神経主導であれば、皮膚血管の収縮で利尿作用が出る場合もあり、中途覚醒と共に夜間頻尿の原因になることもあります。日常生活では、基本的にはじっとしてする仕事と運動のバランスをとって、目的意欲を持ってリズムのある生活をする様に指導しています。寝る前までには緊張をほぐさなければ不眠になるので、入浴などで副交感神経主導にしておきましょう。動かずに暇をもて遊んでいることで、よからぬ不安、緊張を増やさないことも重要です。

早朝覚醒については、心的要因、うつ病のメラトニン不足、生活習慣の乱れなどが考えられます。入浴、半身浴は、身体を温め血行を促進して副交感神経優位にしてくれるリラックス効果があり、入眠誘導効果もあるため利用すべきです。睡眠前に交感神経を刺激するパソコン操作のやり過ぎ、アルコール、カフェイン含有飲料の摂取などの行動は避けるべきです。入眠障害、中途覚醒、早朝覚醒につながらないように生活改善することも大切です。難治性の人には心療内科を勧めています。

＊就眠後第一排尿までの時間（HUS：hours of undisturbed sleep）を示す

《夜間頻尿と睡眠（中途覚醒）の関係》

睡眠中の排尿回数と中途覚醒の頻度は加齢とともに増加し、しかも夜間排尿回数と中途覚醒の間には、有意で強い相関があるといわれています。夜間頻尿と睡眠障害は相互に原因と結果になりやすく、老化による膀胱の柔軟性がなくなり尿意が早くなります。中途覚醒が発生した時は、図①で示されるように膀胱内圧が少し上昇するといわれています。反射的に尿意を感じたり、尿量の多少にかかわらず少し時間をおいて尿意のスイッチ（切迫尿意）が入ったりすることを経験します。冷えがあれば増幅するし、心理的な要因などの反応でも排尿行動をとってしまいます。冬場は特に第一覚醒排尿時にトイレで体が冷えてしまった場合、寝付きが悪くなり、浅い睡眠になってしまい、排尿覚醒を繰り返す悪循環になり、夜間頻尿の状態になることもあります。ただし、高齢者でも中途覚醒は必ずしも排尿行動に結びつかず、超高齢でも排尿せずにすむ症例も経験します。

▼夜間排尿行動の聞き取り

夜間排尿行動の聞き取りについては、中途覚醒が先の排尿行動か、尿意が先で覚醒したのかは個々の主観に委ねられるため確実性に欠けるかもしれません。特に明け方に排尿行動が頻発することがあります。その時の1回尿量も判断材料になるとは思いますが、診察時や統計では当人の判断を優先しています。突然聞かれると判断がつかない場合でも、診察室で何度も問いかけていると、区別に気づきやすくなると思われます。過活動膀胱症状が強い場合、尿意が先でも尿量は少なくなっています。その主観的な排尿行動は、覚醒が先か、尿意が先か、データ化をするにはなかなか踏み込めなかったのかもしれませんが、

図①．夜間頻尿と不眠の関連性

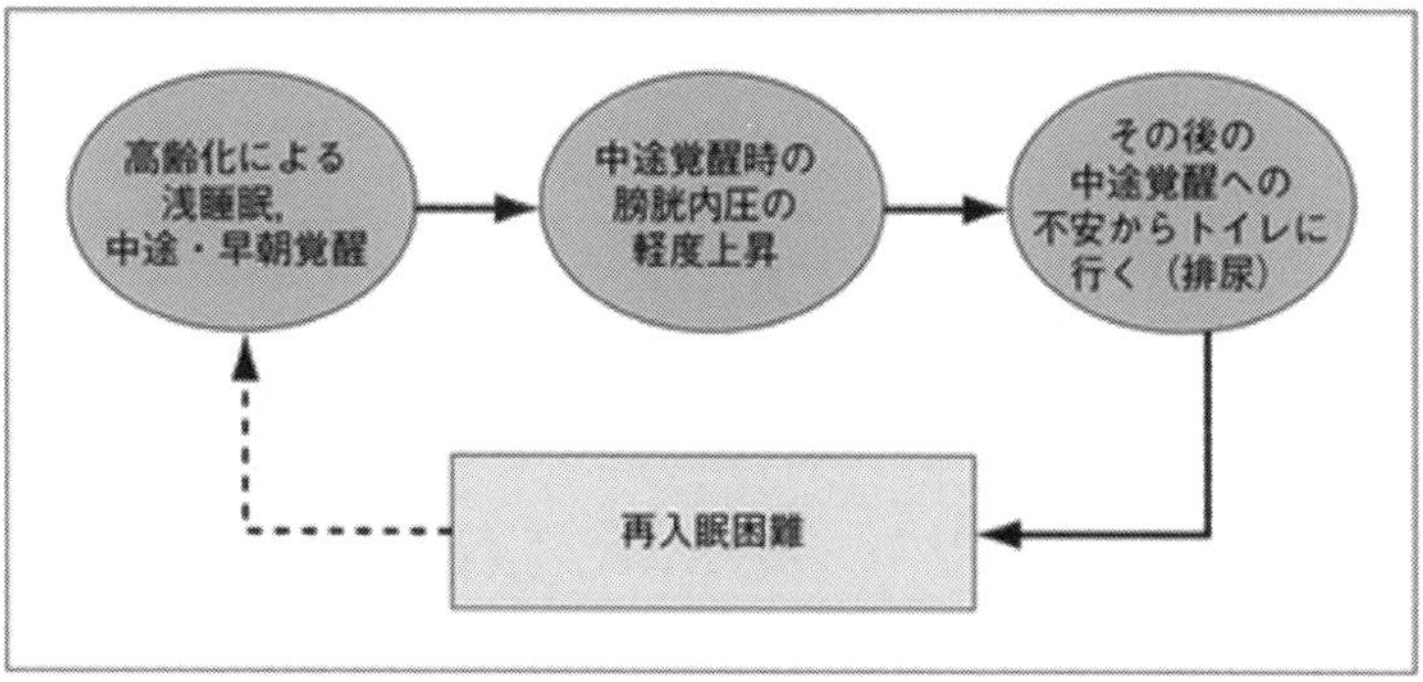

メタボリックシンドロームと夜間頻尿－睡眠障害の観点から－
内村直尚　排尿障害プラクティスVol.19 No.1, 18-23, 2011

避けては通れない課題です。この問題は、現場では、夜間多尿と共にその区別においてもはっきりさせなければならない2大課題だと思い、重点を置いています。なお、夜間多尿の場合の多くは、1回排尿量は200～300cc以上、コップ1杯を超える尿量の尿意で起こされ、夜間回数は多くは3回以上です。過活動膀胱症状があると、少量でも尿意が強く、下腹部の張りを感じて尿意覚醒となる場合もあります。中途覚醒の場合は1回排尿量は少なめで、入眠後2時間頃に睡眠サイクルと一致して覚醒することが多いのが特徴です。

▼中途覚醒後の排尿行動の年齢的発生頻度

中途覚醒後の排尿行動の起こりやすい原因は、［一］の1の統計をみてもわかるように、80代は過活動膀胱の症状が出現する頻度が高くなり、日常診療の膀胱鏡での観察でも膀胱壁も柔軟性がなくなっています。泌尿器科受診の有無に関わらず、高齢者では特に夜間睡眠中に尿意のスイッチ（切迫尿意）が入りやすくなっています。そのスイッチとは軽い切迫尿意で失禁には至らない程度のものと思われます。中途覚醒時には、間を置いて急に尿意が強くなる頻度が増えます。1回尿量が少ない場合では、夏は中途覚醒、秋冬は尿意覚醒による排尿行動の傾向になるのかも知れません。これはご本人の判断次第です。

過活動膀胱症状と排尿行動

また、前立腺肥大症の有無に関わらず日中も過活動膀胱の症状がある場合では、夜間頻尿が2～3回あれば、1回尿量が少ない時でも尿意で覚醒することがあります。その場合には過活動膀胱のβ3刺激薬を用いて、そのスイッチを抑制して著しく改善することはよく経験します。それでも同じ状態が残る場合には、残尿さえなければ原因として中途覚醒が残ると思われます。なお、残尿が診察時に100cc以上ある場合には、排尿障害改善薬の効果をあげる必要があり、β3刺激剤とのバランス治療を考慮する必要があります。いずれにせよ、覚醒は中途覚醒が先か、尿意が先かは、注意深く自己観察すれば判断できるのではと思います。問診やアンケートの実際では尿意と覚醒が同時と答えるケースが多く、その場合は暫定的に尿意が先の尿意覚醒としています。

中途覚醒と季節性

中途覚醒は暑熱下に頻度が高くなりますが冬場でも起こり、環境温度と体内の深部体温の温度勾配が重要です。うつ熱や冷えによって睡眠が浅くなり、高齢になると左右されやすくなるのです。この理由については後の章で触れます。中途覚醒が起こりにくい状況を作り出す自己管理が、夜間頻尿対策にとって必要なのです。季節に関係する中途覚醒による排尿行動の増減については後述します。

不眠症と中途覚醒

なお、不眠症の場合はほとんどが中途覚醒後に尿意があり、ついつい排尿行動を起こします。入眠剤である程度は抑えることはできます。人によってはこの服用で中途覚醒がなくなることによって夜間排尿回数が0回になる人にも遭遇します。当院では十分な生活指導を加えてもあまり改善しない場合に、患者さんの性格、習慣、依存性のある場合や、要求される場合に最後の手段として投与しています。できるだけ生活指導、自己管理を優先しており、可能であれば、入眠剤に頼らなくても良いように意欲的に対応して欲しいと願っています。

《夜間排尿動機に関する意識調査（当院）》

では、実際に中途覚醒は夜間頻尿にどの程度のきっかけを与えているのでしょうか？まだそんな統計は他では知りませんが、当院では試みています。

2018年3〜4月は例年より平均気温が高く暖かい時期（平均気温11〜16℃）でした。この調査の時は、覚醒と尿意の順序が不明確で反射的に起きた場合、同時の場合は、**尿意（尿量）覚醒後排尿**に含めました。よってここでいう中途覚醒後排尿は、聞き取りでは、はっきり患者が目覚めて以降に少し間をおいて尿意を感じたケースです。実際には中途覚醒と同時に尿意を感じる場合も考えられ、これを含めると、もっと中途覚醒後の排尿行動は多いかもしれません。3、4月が朝晩が冷え込む時期で尿意覚醒後の排尿行動が比較的多く、また、この時期は温かくして寝ていればぐっすり眠れるので中途覚醒が少なくなる

図②．夜間回数1回以上の症例の意識調査

2018年3月、4月に受診した前立豚肥大症がほとんどのMa le LUTS患者を対象として中途覚醒の頻度を調べてみました。（30日～42日処方）

n＝548（聞きもらし不明 2）

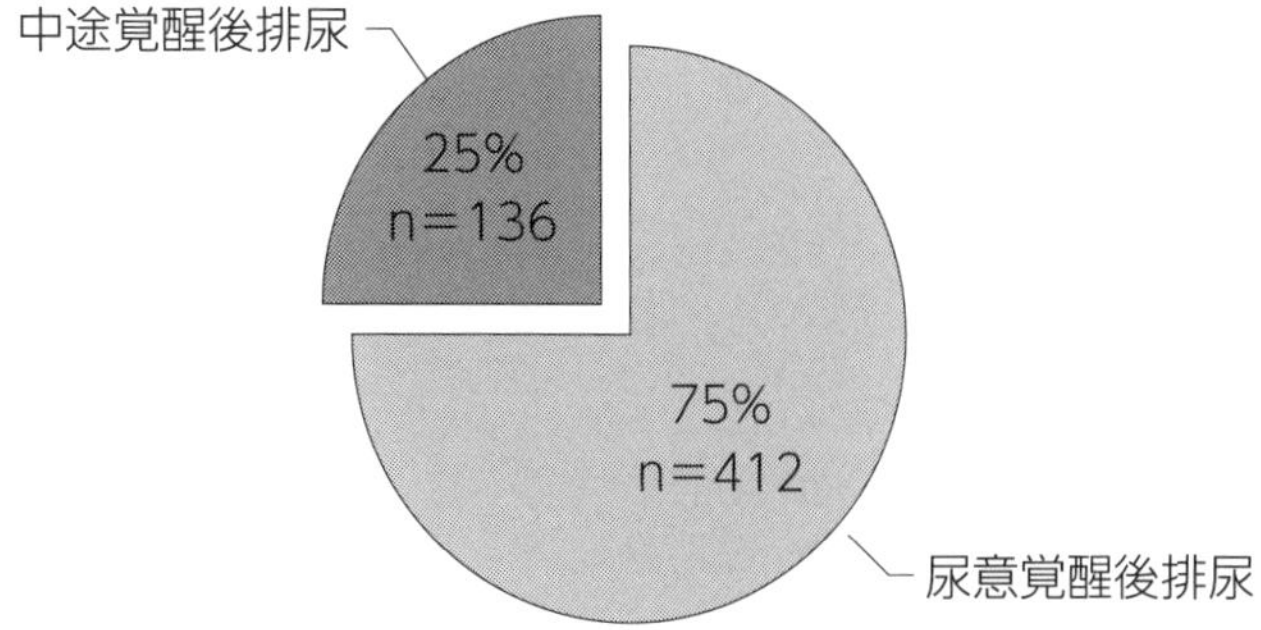

2018年9月27日　第25回日本排尿機能学会演題のスライド

時期ですが、それでも図②に示す如く25％にみられました。温かくして寝ていれば「春眠暁を覚えず」の通り、中途覚醒後の排尿行動が少ないのでしょう。後で示しますが、２０１２年５月から２０１４年３月までの期間に同じように調査していますが３、４月は中途覚醒が少ない時期でした。冬場のそれは冷えによるものが多いですが、暖房のかけ過ぎもあります。夏場では、暑熱下のうつ熱やエアコンでの冷えすぎも原因としてあげられ、行動性体温調節が難しい時期です。室温25℃以上から中途覚醒が増えだし、それによって夜間排尿行動が増える時期であると考えられます。季節と中途覚醒との関係は後述します。

《夜間頻尿に関する中途覚醒の季節的変化》

ここでは、季節と中途覚醒後の排尿行動との関係を約2年の長期にわたって調査した結果を示します。寝室温度の上昇で中途覚醒は多くなるといわれる中で、8、9月に多くなる傾向があり、晩秋から春にかけて少なくなり、尿意（尿量）覚醒の割合が増えています。このように中途覚醒による排尿行動は、ある程度の年内変動がみられ、夜間回数の内容には季節性があることを図③．のグラフは強く示唆しています。また、男性LUTS患者の治療中の意識調査ではありますが、夜間頻尿の中で中途覚醒に由来するきっかけが3～5割に達していることは注目に値すべきだと思います。このデータは第63回日本泌尿器科学会中部総会（2013年）のポスター演題で発表したものを少し延長したグラフです。発表の時、「夜間多尿の症例がもっと多くはないのですか?」という質問を受けました。これは治療中の患者が対象となったものであり、初診時と治療中の区別を理解しておられなかったのか、治療中も夜間多尿が続くと考えているのか、その意味がわかりませんでした。そ

図③．2012年5月から2014年3月までの中途覚醒と尿意覚醒との比率

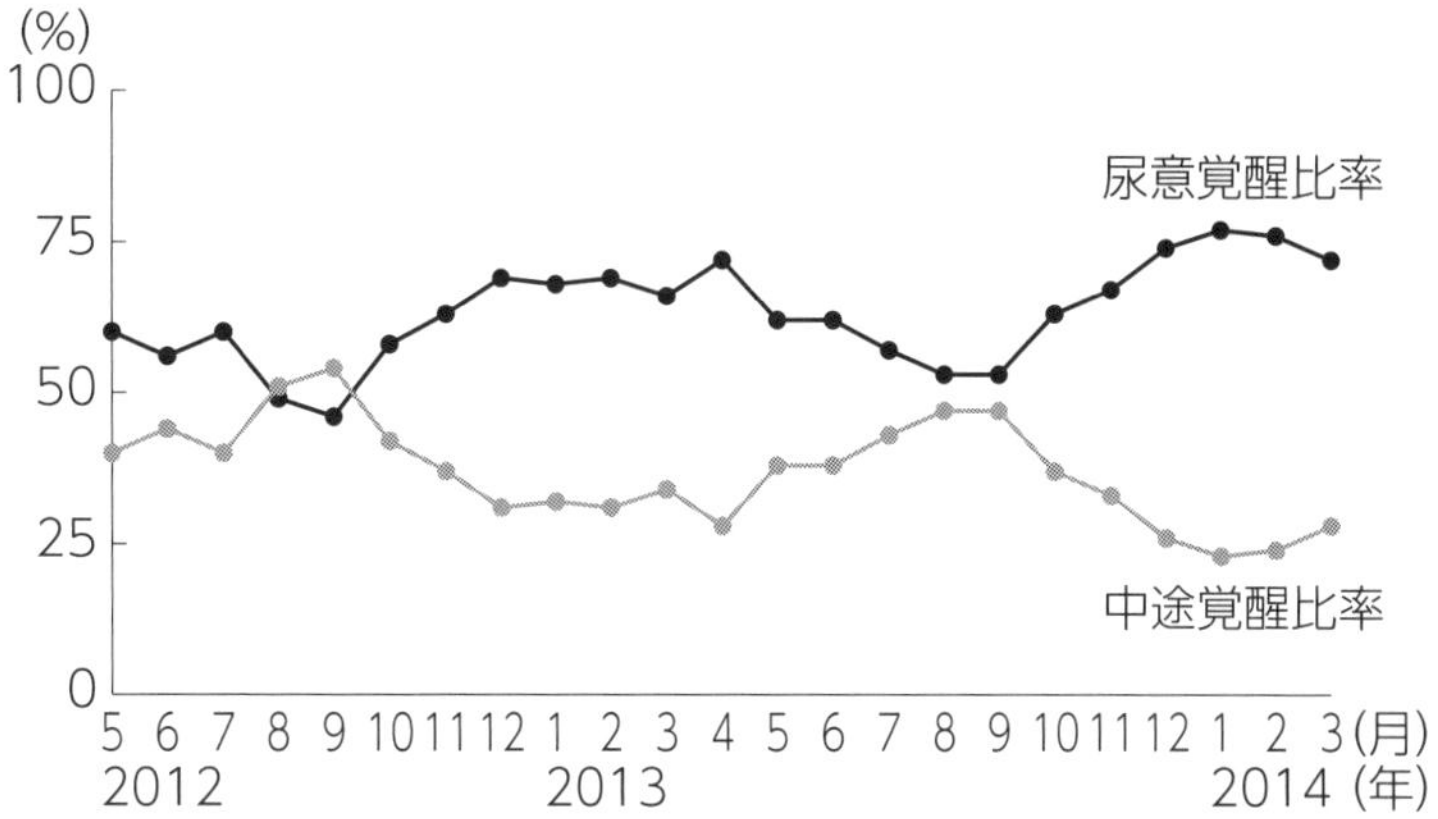

「第63回日本泌尿器科学会中部総会（2013年）ポスター演題」グラフに一部使用

の上、顔見知りの座長には質問者（オピニオンリーダーの大学医局？）の立場を慮ってか討論する機会を遮られ、打ち切られてしまい、個人発表の限界を感じ、残念に思った当時を今でも覚えています。その当時から夜間頻尿の原因は、夜間多尿が約70％を占めているといわれていました。それは私の治療経験からはおおいに疑問でした。こんな突拍子もない演題は全く学会の流れと異なるもので、無視しても構わないと思われたのかもしれません。**夜間多尿は治療中にも続くのではなく、治療中にそれは大半が生活指導で消えてしまうのです。ここに大きな誤解があると思っています。**

中途覚醒は年中起こりますが、特に多いのが夏場であり睡眠効率が最も悪くなる季節です（都築ら２００７＊）。夏場で環境温度と体内の深部体温との間の温度勾配が少ない場合には、十分な熱放散が起こらず浅い睡眠となり、中途覚醒の増加とともに排尿行動がその時に起きやすくなっています。従って、環境温度、湿度を調節（行動性体温調節）して適切な寝床内気候にすることが必要です。一方、冬場で冷える場合は、温度勾配が激しすぎて保熱を起こし十分な熱放散が起こらず、眠りが浅くなりしかも明け方の寒冷利尿で尿意覚醒の比率が上昇します。しかし、寝床内気候が温かすぎると温度勾配が緩くなり、夏場と同じく十分な熱放散が起こらず、浅い睡眠、中途覚醒が起きやすくなるのです。これらの説明は環境温度と体温の生理学の知見から導かれ、後の章で述べます。行動性体温調節とは、エアコン操作など人が加える室内の温度調節のことです。中途覚醒と夜間排尿行為との間には深い関係があり、季節との関係も深いのです。

＊都築ら：四季において高齢者の就寝温熱・光環境が睡眠に及ぼす影響に関する研究　31th Symposium on Human-Environment system HES31 in Nagoya, 23-24Nve., 2007）＊

《中途覚醒を減らし、夜間排尿回数1回にする生活指導の実際（当院）》

当院では、中途覚醒による排尿行動を減らし、夜間排尿回数を１回にする生活指導を試行錯誤し、現在の指導をするに至っています。１日の行動、睡眠前の注意点、睡眠してからの工夫に分けてお話しします。

▼中途覚醒を減らす、1日の最適な行動、リズム、環境の目安に

- 第一に、日中の活動水準を高く保つことが有効です。特に夕方、ウォーキング等の有酸素運動で入眠前まで余熱を保ち、深部体温を高めに維持する。
- 基本は夜10時〜朝５時の７時間睡眠で、仕事のある時のような規則性のある活動的ルーチンワークを続ける。
- 生活のリズムを作ることが大切です。皿回しの皿が止まらないイメージで筋肉の余熱を残し、深部体温を夜まで保つ。
- 寝室内環境を夏場は26℃程度、冬場は15℃を下回らないのがベターです。湿度は50％前後で寝床内温湿度（気候）に注意する。

- 中途覚醒や浅い眠りは、暑熱下でも、冷えすぎでも多くなるので寝室内温度をエアコン、衣服などで調節する。（行動性体温調節）

▼中途覚醒を減らす睡眠前の注意点

深い睡眠（ノンレム睡眠）を量的に取れることを目的にして中途覚醒を減らす注意点を示します。

- 寝る前に身体を冷やさないことです。一旦冷やしたら1～2時間は身体は温まらずに浅い眠りになりやすい。
- 寝酒は寝つきは良いが中途覚醒が出やすいので避けましょう。夕食の晩酌は構いませんが入眠前から2時間は空ける。
- 入浴を活用することです。血行改善し副交感神経が活性化するしリラックスする効果があるといわれています。入浴は、40℃10分で入眠約90分前に上がり、そのあとは体を冷やし過ぎずに入眠する。温度勾配によって体は冷えるので、環境、寝室、寝床、時間の調節、配慮が必要です。
- 深部体温を寝る前まで保つ適切な温度勾配を維持することに意味があります。体を寝る前に冷やさないようにする。
●交感神経を刺激するような激しい運動は入眠前から2～3時間以内は避ける。入眠前に、副交感神経優位にするためです。
●残尿が少なく排尿できる。入眠の2～3時間前に排尿しておくことがお勧めです。
●中途覚醒が起こっても必ずしも排尿行動はとりませんが、高齢になると頻度が高くなります。ただし、まれですが膀胱機能が優秀であれば超高齢でも行動が起きない場合があります。それは膀胱が弾力性に富み、目覚めても排尿行動をとらずに再び眠れる場合のことです。

▼夜間回数1回にするために、睡眠パターンから第一覚醒時間*をコントロールする工夫

●ノンレム睡眠からレム睡眠までの睡眠周期（サイクル）は90～１００分といわれており、これを意識する。
●1度目のレム睡眠後に第一覚醒排尿をするような習慣、すなわち2時間前後での覚醒は、夜間頻尿につながり、調整失敗を意味する。

●2度目の睡眠サイクル終了時に第一覚醒をむかえた場合は、入眠から3時間半から4時間となり、ぐっすり眠れた証拠です。これで夜間排尿回数を1回で済ませることが可能となり、夜間回数1回にする目標となる。この場合は深い睡眠が取れているので、その後は不安がらずに目を開けずボーっとして交感神経を刺激せず起床を迎えればよい。そう考えると気持ちが安定し、日中に眠気は残りません。

●尿量を増やさないためには、身体が冷えないようにして冷えを感じずにぐっすり眠れることが大切で、冷えを感じていれば眠りは深くはなりません。

●第一覚醒排尿の後は、やや温かくして寝込んでください。早朝は気温が低くなるので配慮する「気づき」が大切です。

●残尿多めの人は夜間は計画的排尿を勧めます。眠前に貯まった状態で排尿すると、残尿が少なく排尿できます。入眠の2~3時間前に排尿しておくことがお勧めです。

＊就眠後第一排尿までの時間（HUS：hours of undisturbed sleep）を示す

[三]　のまとめ

夜間頻尿を改善するために

- 高齢者には排尿の関する泌尿器科疾患が原因となることが多く、夜間頻尿を考える場合、まず第一に疾患の安定化を図らねばなりません。
- 60歳以上で夜間頻尿を持つ人は泌尿器科の診察を受けて、自分の排尿構造と機能をチェックするのが近道です。
- 来院されたら、そこまでの過程をまず問診チェックでチェックし、診察に入ります。「問診」→「検査」→「診断」→「薬物治療」→「バランス治療」の流れがあります。
- 心因性の場合は、生活指導で解決しにくいと判断すれば、まず自律神経をコントロールするために精神安定剤や睡眠薬を処方する場合や、心療内科への紹介も行います。

膀胱刺激と残尿管理

- 夜間頻尿を改善するために泌尿器科でどう取り組むかは、膀胱刺激と残尿の管理です。この管理は夜間頻尿の維持管理に必須です。
- 問診は、表で示したアンケート調査（IPSSとOABSS）が基本になります。IPSSは前立腺肥大症、OABSSは過活動膀胱の症状調査です。
- 検査は尿検査、残尿検査、前立腺の形態検査と排尿機能検査、血液検査を行います。癌を除外し、前立腺肥大症の有無、残尿、過活動膀胱症状を調べます。
- その結果から診断し、必要であれば治療の方向性を確認して治療を開始します。前立腺肥大症薬と過活動膀胱製剤の両者の使い分けが大切です。
- 前立腺肥大症に過活動膀胱症状が合併する場合は、必要に応じて適宜薬剤の組み合わせを考えてバランス治療を行う場合があり、80代以上が多くなります。
- 薬剤治療で改善が弱い場合、特に80歳以上は生活指導を追加することが多くなり、年齢がかさむにつれ抵抗性になります。70歳未満であれば、少し軌道修正すれば改善が早くなります。

・治療と生活指導をするうちに、夜間多尿が継続する症例は当院男性ＬＵＴＳ患者の１割未満になりました。初診時にみられる夜間多尿を訴える人のほとんどが「見せかけの夜間多尿」の印象で、治療（内服、内服＋生活指導）していくうちに消失していきます。

夜間尿量管理

・夜間尿量の管理では、関係する項目として①夜間多尿、②薬の利尿作用、③水分多量摂取、④座位時間、⑤寝室環境、⑥寝床内気候、⑦冷え、⑧尿意（尿量）覚醒を挙げました。

・夜間尿量の増加は、代謝を上げて睡眠管理をする当院の生活指導でかなり改善していきます。

・生活指導で夜間多尿が改善しない症例は当院では全体の１割未満にしか認められず、抗利尿ホルモンの不足、無呼吸症候群、心不全などクリニック通院者、水分摂取が習慣になっている人などの限られた症例であると思います。

・日中の活動水準、代謝を上げて水分を飛ばすことに重点を置いています。代謝、睡眠と尿量の相対的な関係で適度に管理すれば見せかけの夜間多尿は減っていくと考えています。水分制限に関しては、代謝の状態と相対的な関係を考慮して対応をすべきであり、低比重尿（水のように薄い尿）であれば飲み過ぎで減らしてください。尿の色は重要です。

・バゾプレシン（ＡＶＰ）は抗利尿ホルモン（ＡＤＨ）の働きをもち、脳の血漿浸透圧受容体の刺激を受けて視床下部で産生され、軸索輸送で脳下垂体後葉から分泌されるもので、血圧上昇作用も併せ持っています。

・夜間頻尿の70％以上が夜間多尿によるものといわれていますが、その全てが抗利尿ホルモンの夜間のみの恒久的不足に由来するものではないため、抗利尿ホルモン製剤の使用には至っていません。実際には抗利尿ホルモンの処方に頼る症例は少なく、生活指導で代謝を上げることなどで十分に対応が可能です。治療前の夜間多尿の場合、１回２００～３００cc以上、夜間産生尿量１０００cc以上、ＮＰｉ４０％以上であれば確実であると思っています。これまでの臨床経験では、典型的な症例はいつもＮＰｉが50～60％はあるようです。

睡眠管理

- 夜間回数に影響を与える項目に、①中途覚醒、②深部体温、③睡眠パターン、④自律神経の興奮、⑤代謝、⑥季節要因、⑦寝床内気候、⑧うつ熱と冷えを挙げました。
- 夜間排尿行動のきっかけについては、覚醒が先か、尿意が先か、主観的データを取りにくいが、夜間多尿の原因とともに乗り越えるべき2大課題だと考えます。
- 中途覚醒が排尿行動を取らせる理由として、過活動膀胱以外の症例でも高齢になると膀胱内圧を少し上昇させ、特に夜間睡眠時に尿意のスイッチが入りやすくなることや心理的要因も少なからずあります。
- 中途覚醒の意識調査を月ごとに追いかけ、中途覚醒の発生に季節性があることを示すことができました。夏場に多く、冬場や3～4月ごろが少ないようです。このように夜間頻尿の状態は季節によって内容も変化するため、季節に対応した管理が必要なのです。中途覚醒を減らす生活指導についても重要視しています。
- 中途覚醒などへの対処法を知れば、夜間排尿回数を1回以内にすることは可能です。第一覚醒時間を入眠後4時間までもたすことが目安です。

- 絶えず代謝が落ちないように活動水準を上げながら、外部環境（環境温度）からくる刺激で作られるうつ熱や冷えをコントロールすることです。これは内部環境（体温システム）を外部環境に適応させることを意味しており、内部と外部との間の温度勾配を最適化する努力を意味しています。
- 寝やすい環境作りとして、入眠前に自律神経を乱さず、寝床内気候を整えることです。そうすれば深部体温が急降下して、深い睡眠が多く得られる睡眠パターンとなり、中途覚醒も減るのです。ただし、眠前に体が冷え切っていれば全てが水の泡です。
- 高齢者生体機能の劣化の原因となる背景因子として、代謝、睡眠パターン、夜間多尿、生活習慣があり、これらがさらに睡眠も妨げています。
- 良い睡眠を得るには活動水準を上げる習慣（ルーチンワーク）を身につけ、そして座位時間を減らすことです。
- 運動は夕方に取り組み、入浴は夜遅めにするなどのタイミングが、深部体温を正常へと向かわせる軌道修正に必要なのです。
- 代謝、高齢者生体機能、生活習慣などの背景因子が夜間頻尿に大きく関わり、睡眠の質に影響し、老化の速度を決めていくのです。この過程を断ち切り軌道修正を加えるのが生活指導であり、自己管理なのです。意欲的に、目標を持って取り組んで欲しいです。

[四]

夜間頻尿と睡眠は切っても切れない関係

この章の流れ

［四］章では、睡眠の仕組みと夜間尿量が高齢者機能や代謝に大きく左右されていることを説明しました。背景因子に挙げた、代謝、高齢者生体機能、睡眠パターン、夜間多尿について掘り下げて夜間頻尿の発生原因を考察しています。体温調節のメカニズム、深部体温、睡眠パターン、熱放散と尿量の関係、抗利尿ホルモン、血漿浸透圧などによって夜間尿量が決まる生体機能について推論しました。この章では多くの推論を述べていますが、代謝を上げて熱エネルギーを作り出すことが如何に人にとって重要か、すなわち深部体温の日内リズムが最も基本になることについても言及しています。そして若年者と高齢者を比較して、高齢者の機能的実態を示しました。その中に当院の生活指導の合理的理由を見つけることができます。そして、大胆にも夜間多尿の正体についても意見を述べました。夜間頻尿の正体の全体像を語るには、夜間多尿の正体についても触れる必要があります。また、高齢者の睡眠の特徴、その環境の実態について知り、日常の注意点をあげました。

1．体温調節メカニズム

夜間頻尿と睡眠は切っても切れない関係があり、それを知るには体温調節のメカニズム、深部体温の重要性、睡眠パターン、睡眠パターンと発汗や尿量産生の関係、高齢者の生体機能などの関与があります。本書の趣旨を知るには、まずは、背景因子に含まれ、最も基本となる体温調節について、その意味とメカニズムを理解することから始まるのです。

▼体温調節の意味

人の体温調節のメカニズムは、まず、筋肉や、肝臓などの消化管で作られた熱エネルギーを血液に乗せて体表面の皮膚への輸送です。血液は手足の末梢部分の皮膚血管を拡張させ、汗腺から発汗、不感蒸泄をうながして熱放散を起こします。そして体を冷やして平熱を保つ仕組みがあります。熱放散には主に3つの方法があります。皮膚表面の拡張した血管から熱を周りのものに放出する「放射」、空気に放熱する「対流」、そして気化熱を利用して放熱する「蒸発」（発汗や不感蒸泄）があります。運動しても気温が低かったり、風があれば対流が多くなり、蒸発は抑えられ発汗はありません。しかし、熱放散の割合では、温暖安静時には蒸発は約23％で放射が主で67％ですが、暑熱下では蒸発が9割を占めるといいます（黒島晨汎：環境生理学．第2版、理工学社、1993）。環境温度と深部体温との間の温度勾配を適切な傾きにする生体機能の仕組みとなっています。

体温調節のメカニズム

皮膚の温度センサーが感知したり深部体温の情報が体温調節中枢へ働いて「自律性体温調節」を起こします。この体温調節中枢は視床下部にあり、交感神経を経由して汗腺や皮膚血管の調節をする仕組みになっています。暑い時や運動時は、皮膚の動脈が拡張して血流を皮膚に送り、交感神経の刺激が低下して皮膚の毛細血管や動静脈吻合（AVA）を拡張させ（永坂鉄夫：デサントスポーツ科学vol.18、1997）、血流増加とともに汗腺を刺激して発汗、不感蒸泄を促して熱放散を増やします。寒い時は交感神経が皮膚の動脈を収縮させて血流を減らし、皮膚の立毛筋も使って熱放散を減らし、血液は内臓に保存されていきます。このように、人は暑さ、寒さの外界温度、代謝による体内温度から身を守る行動として、血液移動を起こし体温を調節しています。また、暑熱下や厳寒下の環境温度や湿度をエアコンや衣服などで調節し、体温を護るような意志を通じた体温調節の行動も必要です。これを「行動性体温調節」といい、自律性体温調節との両方が体温調節のメカニズムになっています。

深部体温の日内リズム、高齢者の体温調節能力、深部体温と尿量の関係

高齢者の体温調節能力は、熱中症や低体温症にかかりやすい理由として、感覚、行動調節の鈍化、発汗量や皮膚血流量、保水力の減少（体液量の減少）等があげられています。これは高齢者が暑さ、寒さに対応する生体機能があらゆる面で劣化していることを示しています。冷温感覚が鈍くなっているため、冷えやすく冷ましにくい体になっており、季節適応が遅れやすく、しかも行動で調節して補う能力が落ちてきているのです。特に、発汗量・皮膚血流量が減少していることは、血液が内臓から皮膚への移動が少な目になっており、尿量が増えやすい一因であることを示唆しています。すなわち、季節変動に鈍くなっており、また、入来正躬著（２００３　文光堂）の「体温生理学テキスト」P.25にあるＤｕｆｆｙＬＦら（１９９８）の核心温概日リズム（深部体温の日内リズム）の図を参考にすると、若年者（15～34歳）の深部体温は起床から正午にかけて上昇し、午後から夜８時頃まで漸

増した後に下降し、入眠時から約3〜4時間急降下して最低温度に至ります。後で示す図⑧を参考にしてください。この日内リズムは、日中は気温の日内変動とも共同歩調をとるが、夜間睡眠時は別の仕組みが関係します。この日内リズムに基づき、尿量と深部体温との関係について関連性を考察してみます。深部体温が低い午前中は尿量が一般的に多く高い午後には尿量は少なくなり、晩御飯あたりまで続きます。それ以後は少し体温が下がり、水分摂取の量で尿量も増減します。入眠から約3〜4時間で深部体温の急降下と共に得られる深いノンレム睡眠時には尿量は少なくなり、脳や心臓などの中心部が休息し、明日へのリセットがなされます。その後早朝から午前中にかけて深部体温の上昇が起こるまで尿量は多くなります。これが1日のサイクルです。そして午前中は気温の上昇もあり、運動量が増えるに連れて徐々に体温が上がって尿量も少なめになって行きます。これが起床時に寒冷刺激があると寒冷利尿で最も多くなります。以上は人の日常生活で一般的に感じる尿量と深部体温を重ね合わせたもので、尿の色からもある程度想像できる1日の流れです。

深部体温と尿量の関係についてもう少し詳しく解説します。尿量産生は、深部体温が、急降下後の早朝から夕食後までは真逆の歩調をとって深部体温が高いほど尿量は少なくなるという関係性があります。これは代謝増進によって深部体温が上昇し、熱放散、発汗が生じて血漿浸透圧も上昇します。そのため、保水傾向が強くなり尿量は減るのです。その代謝増進の程度で、高齢者は若年者との間に差がつくのです。高齢者は活動量が少ないために、深部体温が入眠時に急降下する程度が若年者より少なく、入眠リセットが不十分になりがちです。睡眠パターンで深いノンレム睡眠が減り、浅い睡眠が増えて中途覚醒も起きやすくなっています。この時、入眠リセットが不完全に終わり、深部体温が下がりきらないために、尿量も十分に減らずに多くなります。こうした条件は全て、高齢者が夜間尿量を増やし、夜間頻尿も増える方向に働いているといえるのです。高齢者は、深部体温の下降が中途半端に終わり、早めにその上昇が開始されて朝を迎えます。後で提示する図⑧を参考にしてください。若年者との違いがわかりやすいです。若年者のような日内変動に修正するためには、午後の活動をタイミングよく増やす努力が必要なのです。私はこの深部体温のリズムが人の1日を決めている大変重要な生体機能を表しており、中枢を休めて長持ちをさせ、命を効率よく継続させるサイクルの原動力になっている仕組みであると強調しておきます。なお、これら尿量の増減については、深部体温に連動している背景因子があります。それは後で述べる睡眠パターン、血漿浸透圧、抗利尿ホルモンが背景因子として機能しており、大きく関与していると考えます。

《毛細血管と動静脈吻合：体温調節への関与》

ここでは素早い血液移動、熱放散、発汗や冷えによる放熱減少や保熱現象の仕組みについて述べます。それは、四肢末端の皮膚にある動静脈吻合（ＡＶＡ）が主体であり、熱エネルギー代謝、深部体温を守る重要な機能を持っていると考えます。体内の温度勾配を維持し、暑さや寒さに耐えて生活する人の可能性をひろげる機能として注目しています。

▼体温調節と血液移動

体温調節は血液移動によって熱エネルギーが運ばれており、主に内臓と皮膚との間で熱エネルギーの放散、温存（保熱）のやりとりを行っています。その仕組みについて調べてみました。心臓から送り出された血流は、動脈の太い血管から末梢の毛細血管まで行き渡り、静脈を通って心臓に戻っていきます。毛細血管に枝分かれする前の動脈と、静脈とを直接つなぐやや太い血管を動静脈吻合（ＡＶＡ）といいます。これが血液を効率よく皮膚へ送り、放熱を起こす重要な仕組みを機能させています。放熱とは放散熱量のことです。

動静脈吻合（AVA）の存在と仕組み

人体の毛細血管は、地球2周半の長さがあり、酸素や栄養の運搬をする役目や熱移動にも使われ、皮膚面に多く特に顔や四肢に多く集まっており、自律神経（交感神経）調節も働いています。皮膚がほかほかしている時は、四肢の皮膚毛細血管に血液量はかなりあり、熱放散に使われています。深部体温が上昇すると皮膚の動脈が拡張し、より多くの血液が体の中心部から皮膚へと流れ込みます。また、動静脈吻合（ＡＶＡ）は顔や四肢末端にだけしか存在しておらず、図①・に図解する如くたくさんの血液をより速く表在性皮膚静脈に送り込み、熱放散や発汗の役割も担っています。平田（２０１６）*によると、「手の場合、手のひら側にあり、足では足裏と指、顔では耳、まぶた、鼻、唇と、皮膚の薄い末梢に多く、皮膚表面から約１㎜と毛細血管より少し深いところにあり、１平方センチ当たり１００～６００個存在する」といわれています。「拡張したときの直径は毛細血管の約10倍。つまり、流体力学の法則から流れる血流量は1万倍にもなる。一方で、完全に閉じると血流量はゼロになる」といわれています。これは放熱と保熱の機能を示しています。神経支配でみると、「ＡＶＡは交感神経（α－アドレナリン系）に調節されており、体温上昇による手指の血流増加は、この神経の緊張低下によって生じる」（永坂鉄夫：デサントス

図①．前腕からの発汗量を亢進する手指の
動静脈吻合（AVA）血流と
前腕皮膚静脈還流の模式図

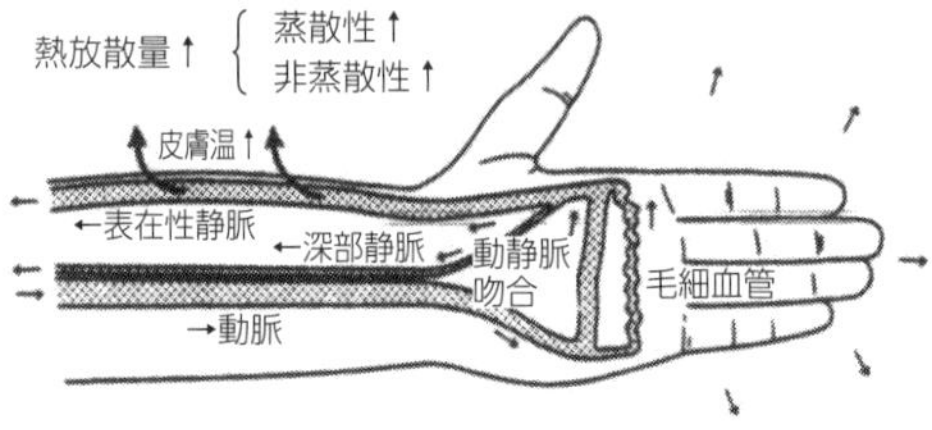

出典：平田耕造　皮膚血流調節の温熱生理，
繊維製品消費科学：12-17，36（1）1995

ポーツ科学vol.18、1997）とされています。四肢の皮膚表在静脈に大量の血液を送り、熱放散を促進させ発汗などの熱放散をさせたり、交感神経の緊張により完全に遮断する機能をもっているのです。

動静脈吻合（AVA）と熱放散

動静脈吻合（AVA）は内臓と皮膚の分布を調節する急激な血液移動を可能にし、熱放散や発汗を調節、深部体温のコントロールまで行うことができます。これにより、入眠時に作動し、夜間尿量にまで影響していると考えます。深いノンレム睡眠の時に血液移動によって熱放散（発汗など）が起こり、尿は濃縮されて尿量は減少します。この仕組みは血液移動（熱移動）を支える重要なシステム構造といえます。ただし、前腕などのAVAのない皮膚血管に対しては交感神経が関与し、血流増加とともに汗腺機能が強く結びつき（永坂鉄夫、1997）、蒸発（発汗、不感蒸泄）による熱放散を調節しています。

2. 快適な睡眠は深部体温が重要

ここでは、深部体温の日内変動の仕組み、その持つ意味、体内および外界との温度勾配、そこに介在する血液の移動、さらには睡眠、尿量との関係について話していきます。人は恒温動物としての重要な仕組みを持つことを理解する必要があります。

深部体温の日内変動、そして睡眠

血液移動が起きることで深部体温が調節され、日内変動が起こります。この深部体温の変動が睡眠の入眠時に大きく関わっているといわれています。深部体温は体の中心の深い部分の体温で、外部の環境にかかわらずほぼ一定に保たれています。深部体温の日内変動については、後で示す「若年者と高齢者の核心温概日リズム」の図⑧のグラフからわかるように、1日の中では早朝が最も低く、次第に上昇し、夕方が最も高くなります。これは活動水準によって左右され、寝る前の夜になると活動が止んでいるので深部体温は下がり始めます。そして入眠時に熱放散が起こり、深部体温が急降下することで深く眠ることができるようになり、深部体温が約1℃下がって脳や心臓等の重要臓器を休ませます。高齢者は活動水準が低いため、夜に若者ほど深部体温を維持できず、眠りが浅くなっているのです。眠りにつく時は、動静脈吻合（AVA）のある手足から熱を逃がし、深部体温を下げることで深いノンレム睡眠に入っていきます。一般に寝つきを良くするためには、スムーズに深部体温を下げられるようにタイミングを考え、体温の調整や環境の準備をしておくことが重要になります。核心温概日リズム（図⑧）からわかるように、高齢者は若年者に比べ入眠後に深部体温がそれほど急降下しないことがわかっていて、このため深い睡眠が短くなり中途覚醒が現れやすくなっているのです。

深部体温と温度勾配、そして睡眠

次頁上図（図②）は生体内部の温度分布を示していますが、それは20℃と35℃の外気温によって温度勾配が変化することを表しています。すなわち、深部体温と外部環境との関係が示されており、媒介するのが血液移動なのです。

次頁下図（図③）で示すように、暑熱下では体内中心部から皮膚への血流量が増え、「体熱が中心部から表層部へより多く運ばれ、熱放散が促進されます。血流量の増加による末梢組織の熱伝導度は5～6倍に増加する」（黒島晨汎：環境生理学．第2版、理工学社、1993）といわれています。深部体温は暑熱下では外気温との勾配が少なく、中心部の熱を熱放散で体外に最大限放出するものの、十分に逃しにくくなります。すると、深部体温が下がらず不眠になってしまいます。適切な環境にすれば、深部体温の熱を熱放散

図②．整体内部の温度匂配
室温20℃と35℃における等温線
(Aschoff J: Wechselwirkungen zwischen Kern Schale im Warmehaushah. Arch physikal. Therapy 8: 113-133. 1956)

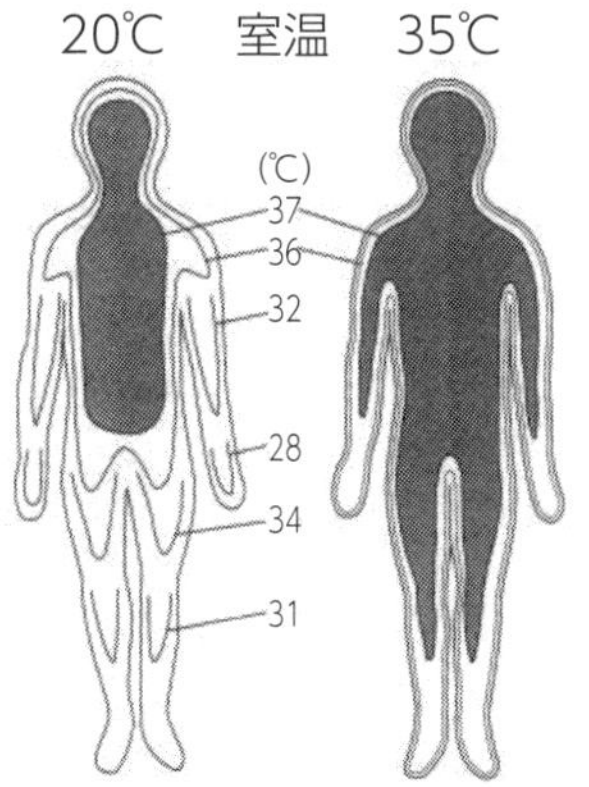

出典：入来正躬(２００３)
「体温生理学テキスト」(株)文光堂より

図③．

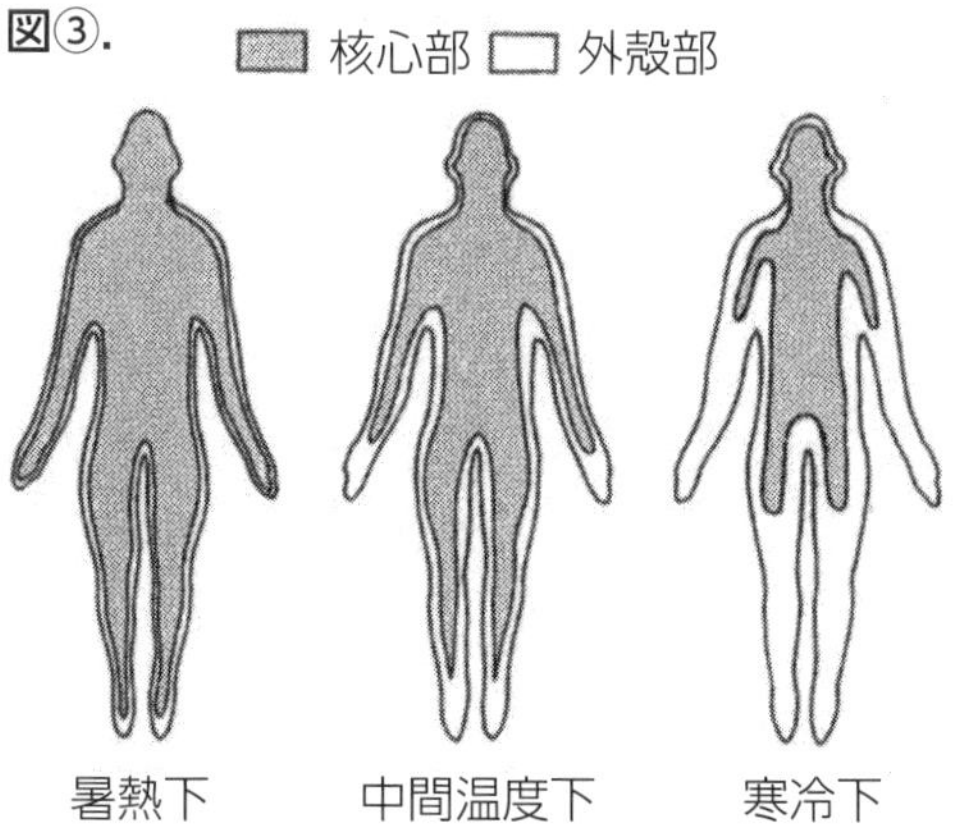

出典：黒島晨汎　環境生理学．第２版、理工学社、１９９３

で外部に逃しやすくなり、よく眠れます。その時の尿は濃縮され、一方で、水分喪失を防ぐ「保水」現象が起こっており、血漿浸透圧の上昇による抗利尿ホルモンの分泌が増えていると推定されます。

しかし、寒冷下では、寒冷暴露で温度勾配が大きくなると外郭温度が下がります。そして直ちに、失われる深部体温を守ろうと生体機能が直ちに働きます。交感神経のアドレナリン性血管収縮性神経が皮膚動脈を収縮させて熱放散が起きなくなり（保熱現象）、血圧、心拍数も上昇します。寒冷暴露による尿量増加を寒冷利尿といいます。これは中心部の血流量の増加で左心房、大動脈弓の圧受容器が刺激されて反射的に下垂体後葉の抗利尿ホルモンが抑制され、腎臓での水の再吸収が抑制されるため（黒島晨汎：１９９３）とされています。睡眠時には、冷えると熱放散が反射的に抑制されて深部体温が十分に下がらないために、逆に、うつ熱状態になることもあり、交感神経の興奮もあって眠りが浅くなり覚醒しやすくなることが考えられます。また、早朝は交感神経の活動が亢進していき、血圧も上昇傾向です。こういう時は、中心部の血液が増えるために腎血流量の増加もあり、夜間尿量が一層増加すると考えられます。この時、色のつかない低張尿となります。また、朝、布団から出ると寒暖差、寒冷暴露の程度で温度勾配が激しくなるほど外郭温度はいっきに下がり、中心部へ多量の血液が流れ込み、血漿浸透圧が下がるために寒冷利尿が起こりやすくなるのです。それから午前中は活動量が増えるとともに徐々に体が温まり、また気温の上昇も影響を与え、徐々に深部体温が上昇します。午後には、血漿浸透圧が上昇し、抗利尿ホルモンの分泌量が増えることによって尿量が濃縮して減っていくと考えています。

人体は、深部体温が高ければ保水を、寒くて低くなれば保熱を行って温度勾配を調節し、体液量を安定化させて保護しています。このように、外気と体の温度勾配は、寝室環境温度とともに衣服や寝具で調節することによって深部体温を安定化させる必要があります。それが睡眠にも大きな影響を及ぼします。布団の中の温度は32〜34℃前後、湿度40〜60％の寝床内温度が最適といわれています。人は環境にいかに適応して体を守るか、という試練を与えられているのです。それが恒温動物である「人」の宿命なのです。

《深部体温調節には運動と入浴の習慣》

ここでは深部体温の調節に、人は何ができるかを日常生活の中から考えていきます。それは運動、入浴、それに食事です。ここでは、運動と入浴をタイミングよく行うことについて述べています。

深部体温を上げるタイミング、外気温との温度勾配に従った入眠時の調整

高齢者は活動水準など代謝が低いため、夕方の深部体温があまり上がりません。それを補うために夜に深部体温を上げておき、入眠時に十分降下させて深い睡眠を取れるようにしなければなりません。特に高齢者は、運動や入浴をタイミングよく日常生活に取り入れる習慣が求められます。午後の気温は高めのため、運動に利用すると代謝も上がりやすいのです。代謝を上げて体に熱エネルギーをためて、タイミングよく熱放散させることになります。すなわち、深部体温を保って入眠時に適切な温度勾配を作り出さねばならないのです。体内の深部体温、皮膚表面体温、着衣、布団内温度、寝室内温度に至る温度勾配が適切であるためには、入眠前に十分な熱エネルギーを貯めて深部体温リセットが行えるように運動や入浴を利用し、寝床内気候に配慮することが大切です。寝床内気候は布団の中の温度が気温33±1℃、湿度50±5%の気候を示しており、最も寝やすい温湿度とされています。この状態を維持するには、睡眠中の熱放散や発汗、深部体温の変化、寝具の質な

どに左右されることになります。体が十分に温まっていなければ、深部体温の熱放散が少なくてリセットは不十分に終わり、深い睡眠が少なく浅い睡眠が多くなり、中途覚醒も出やすくなります。また、体が熱すぎると、温度勾配がゆるくて熱放散が不十分で深部体温が下がらず、中途覚醒が発生しやすくなり眠りも浅くなるのです。だから、激しい運動は入眠前3時間は控えることもポイントであるし、入浴は季節によって適切な入浴の入り方（時間、温度）があり、固定したものではなく、外気温の程度に従って調整するものであると思ってください。このように温度勾配を利用して調整をすれば、深い睡眠がえられ、尿量も減り、夜間の覚醒も減って夜間頻尿、夜間排尿回数が減少します。温泉文化もある日本人であれば入浴の効果をもっと利用すべきです。

深部体温と運動

長期的に運動を続けることで、寝つきが良くなり（入眠潜時が短くなり）、夜中に目を覚ますことが減り、徐波睡眠が増え、全体の睡眠時間が長くなるといわれています。また、大きな病気を持たない高齢者は、週に5日以上の身体活動が不眠の発生を抑制すること（健康づくりのための睡眠指針２０１４。厚生労働省健康局）がわかっており、日常生活で活動水準を上げておくことは大切です。運動時間に制限がある場合、生活リズムが午前に偏りすぎの場合は、遅めの夕方中心で汗ばむ程度の有酸素運動を15～30分程度に分散するのが良いとされています。朝の運動は体力、健康作りの目的、夕方は夜間頻尿改善の目的のルーチンワークとして区別した方が良いでしょう。後者では、寝つきが良くなり、中途覚醒、浅い睡眠が減り全体の睡眠時間も長くなるといわれ、実験的にも証明されています。運動が朝より遅めの夕方にする方が深いノンレム睡眠（徐波睡眠）が得られやすくなり、そのタイミングが入眠に対する効率を上げます。運動で深部体温を上げ、入眠時の温度勾配が適度になるようにすることを考えると、夕方の運動が効果的に入眠を誘います。それは、運動時の筋肉からの余熱が深部体温を入眠時まで維持することになるためでしょう。ただし、入眠前3時間以内の激しい運動は交感神経を刺激し、余熱過剰となって深部体温が下がりにくくなって浅い眠りになる場合も考えられるので、それ以降はリラックスできるストレッチ程度にしましょう。

冬のマラソンを走っている最中に低体温となって選手が棄権することもあるのです。これは、マラソンで筋肉を使って熱を作り続けても冷たい外気温との温度勾配差が激しく、深部体温が下がりすぎてしまって低体温となり、シバリング（全身の震え）が出現して走れなくなったと思われます。このように温度勾配の調節は重要なのです。高齢者は特に反応が遅くなっているため、寒冷時の外界温度には体温を奪われやすく、外気温に対する温度勾配には注意が必要です。

深部体温と入浴

入浴においては、40～41℃10分間浸かり入眠90分前に上がれば深部体温が一時的に上昇し、就寝時に急降下して眠気を誘い、深い睡眠が得られることがわかっています。高齢者は温かくなった感覚が鈍くなるとよくいわれますが、浴室から出た時ポカポカ感が少しあれば内部まで温まっており、十分な温度勾配の持続効果が得られます。ステーキに例えれば、レアではなくミディアムの焼き加減で、深部まで温かくなるような効果が必要なのです。入浴は代謝を上げ、副交感神経主導にすればリラックス効果もあり、入眠しやすくなります。なお、入眠時に冷えすぎていると、交感神経が活性化して寝つけなくなるといわれており、また、湯冷めは皮膚血管が収縮するため熱放散ができず、浅い眠りになるので厳禁です。入浴後に温度勾配がどの程度の間保てるか、外気温との関係で入眠時までの適当な時間が決まるのです。冬場は短く、夏場は長くなります。

いくら運動や入浴をしても、睡眠前に体を冷やし過ぎると効果は消えてしまいます。高齢者は特に気づきが遅れますので注意しましょう。冬場では睡眠前に首筋が冷やすと、太い頚静脈が中枢部の深部体温を下げることになり要注意です。そして手足が冷えていると、温まるまで寝つきが悪くなります。

3. 睡眠パターンを知ろう

睡眠について何を知っておけばいいのか、それは深部体温と関係のある睡眠のステージ、睡眠のパターンを知ることが重要であり尿量産生の基本であると思うからです。

▼睡眠のステージ

睡眠時脳波検査の睡眠段階にはＳｔａｇｅⅠからⅣまでと、ＳｔａｇｅＲＥＭがあり、ＳｔａｇｅⅠ、Ⅱは浅いノンレム睡眠、Ⅲ、Ⅳは深いノンレム睡眠（徐波睡眠）といわれます。深いノンレム睡眠時には、発汗量が多いとされています。発汗量が多い時は、尿量産

表　睡眠のStageの基準

＜睡眠段階＞

睡眠段階	国際分類判定基準	
StageW 覚醒期	･α波、低振幅速波 ･急速眼球運動、高振幅筋電図	
Stage Ⅰ 入眠期	･α波は50%以下、低振幅の種々の周波数の波が混在、瘤波 ･遅い眼球運動、筋緊張やや低下	ノンレム睡眠
Stage Ⅱ 軽睡眠期	･低振幅不規則θ～δ波、高振幅徐波なし ･瘤波、紡錘波、K複合	
Stage Ⅲ 中等度睡眠期	･2Hz以下、75μV以上の徐波20～50% ･紡錘波は周波数が遅くなり、より広範囲に出現	
Stage Ⅳ 深睡眠期	･2Hz以下、75μV以上の徐波50%以上 ･紡錘波（±）	
StageREM REM睡眠期	･Stage Ⅰと同様だが瘤波はない ･急速眼球運動と明らかな筋緊張低下	レム睡眠

https://naraamt.or.jp/Academic/kensyuukai/2005/kirei/nouha_suimin/nouha_suimin.html（2022年7月閲覧）

生が減るのは当然です。

▼睡眠パターンの特徴

睡眠サイクルは、睡眠の徐波段階とレム段階の間の振動と定義されています。

中途覚醒はレム睡眠の終わりや浅い睡眠の時に発生しやすいといわれます。

レム睡眠2回目の終わりは入眠から3時間半に相当します。

レム睡眠は回を重ねるにつれ長くなる傾向があります。

睡眠周期（サイクル）はノンレム睡眠＋レム睡眠の時間で90分～100分といわれています。

このサイクルをコア睡眠と呼び、その長さ

が多いほど脳は休むとされています。

《睡眠のパターンと高齢者の変化》

睡眠パターンは深い睡眠がどれだけ取れたかの目安になりますし、入眠時の発汗、尿量、中途覚醒、浅い睡眠を理解できる材料になりますが、現実的には、日常ではスマホアプリやスマートウォッチで排尿パターンを推定できます。スマホでは、ベッド上の振動を感知して波形を作成されたもので、加速度センサーによって深い眠りと浅い眠りの区別を行って波形を出して睡眠状態を推定しています。ウェアラブルのスマートウォッチでは脈拍数から睡眠の深さを表示しています。これは浅い眠りでは脈拍数が増えることを利用しています。これらを使って脳波による睡眠パターンを推定するしかありませんが、参考になり、イメージすることができ、安心につながります。将来的には医療として脳波を測らずに手軽に睡眠パターンが得られるようになるのでは、と期待しており、そして、それがやがて夜間頻尿の原因詳細の解明につながっていくのではと思います。ここでは脳波で得られる睡眠パターンについて

睡眠周期	ノンレム睡眠	レム睡眠
深部体温 →	**睡眠パターン**	浅い睡眠
高齢変化	発汗	中途覚醒

図④．年齢とともに睡眠が変化する［若年者と高齢者の睡眠の変化］

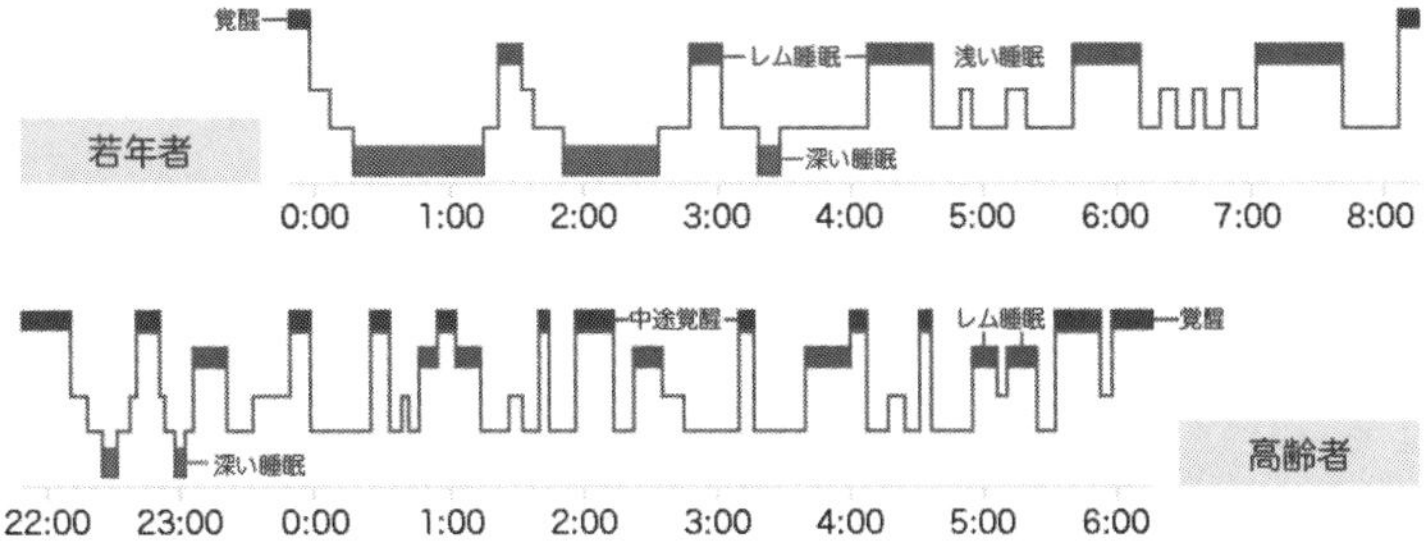

https://www.e-healthnet.mhlw.go.jp/information/heart/k-02-004.html（2022年8月閲覧）

考えてみます。そして若年者と高齢者の睡眠パターンの違いについて理解しておく必要があります。

▼若年者の睡眠パターン（図④．の上段）

若年者の睡眠パターンを紹介します。「睡眠は深いノンレム睡眠（段階Ⅲと Ⅳ）から始まり、睡眠欲求が低下する朝方に向けて徐々に浅いノンレム睡眠（段階Ⅰと Ⅱ）が増えてゆきます。その間に約90分周期でレム睡眠が繰り返し出現し、睡眠後半に向けて徐々に一回ごとのレム睡眠時間が増加してゆきます。深いノンレム睡眠は、大脳皮質を睡眠前半で集中的に冷却し休養を取らせます。レム睡眠では全身の筋肉が弛緩し、エネルギーを節約して身体を休める睡眠といえます。レム睡眠時の脳波活動は比較的活発で夢をよく見るほか血圧や脈拍が変動することから、心身ともに覚醒への準備状態にある睡眠ともいえます*」。深いノンレム睡眠は最初のサイクルに長く、3回目まで徐々に短くなります。一方、レム睡眠は最初短く徐々に長くなって、早朝に長く、頻度が増えるのが特徴です。これが基本パターンですが、現実はなかなか変化し、変動します。

*厚労省　e-ヘルスネット　眠りのメカニズム　引用

▼高齢者の睡眠パターン（図④の下段）

高齢者の睡眠パターンは若年者に比べ、変化しています。図④の下段に示すのは高齢者の睡眠パターンの一例ですが、若年者に比べ深いノンレム睡眠が減り、浅い睡眠や中途覚醒が増え、レム睡眠の長さが短くなっています。中途覚醒のタイミングはレム睡眠の後や浅い睡眠時に起こりやすいですが、レム睡眠中にも起きています。なお、睡眠周期（サイクル）はある程度維持されているようにみえます。

それともう一つの変化は、高齢者では若い頃にくらべて**早寝早起き**になることです。これはメラトニンの日内変動によって起きる体内時計の加齢変化によるものといわれています。

睡眠パターンは、睡眠時の発汗と尿量にも影響があると推測され、貴重な目安になると考えます。

4. 睡眠パターンと発汗、尿量産生の関係

睡眠パターンと深部体温がどのように関わっているのかを知る必要があります。なぜなら、入眠時の深部体温の変化が血液動態の変化をもたらし、熱放散、発汗そして尿量までも影響を及ぼすからです。そして、睡眠パターンと尿量の関係を考察してみます。そして若年者に対し高齢者は排尿パターンが変化しているうえに、夜間、早朝の血圧上昇があれば夜間の尿量が多くなる傾向があるのです。

▼睡眠パターンと入眠時の発汗

睡眠に入ると副交感神経活動の亢進が起こり、深部体温の急降下が始まります。熱移動によってすぐに手足からの熱放散が始まり、引き続いて温熱性発汗が急増して深部体温を下げようとする働きが起こります（図⑤：）。そして深い眠り（ノンレム睡眠）が現れます。

図⑤．ヒートアイランド対策の環境影響等に関する調査業務報告書
平成21年2月　環境省

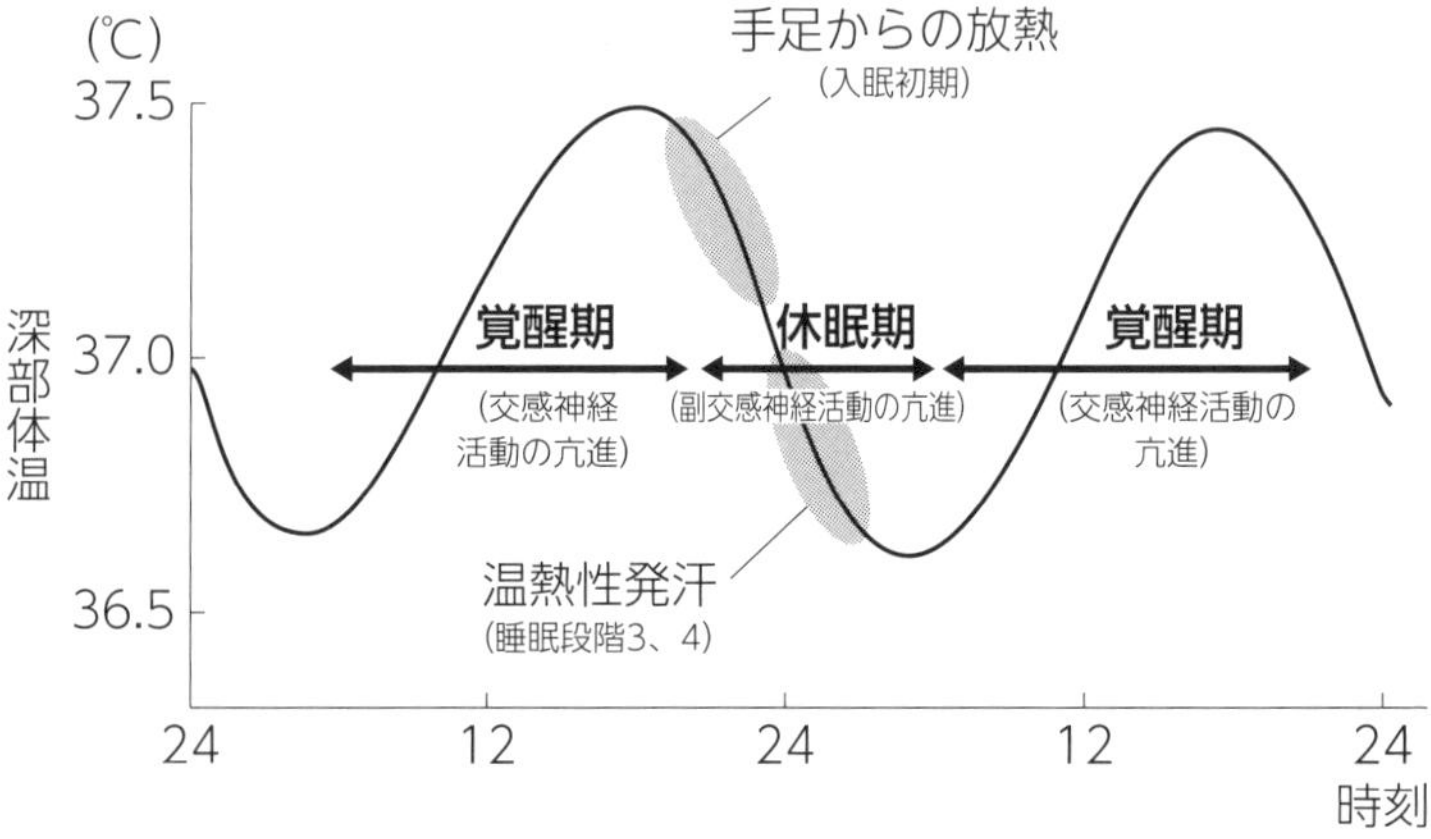

https://www.env.go.jp/air/report/h21-06/01.pdf（2022年7月閲覧）

このｓｔａｇｅⅢ、Ⅳでは、熱放散の中でも蒸発（蒸散、発汗）の量が多くなり、一晩の発汗・蒸発量は条件にもよりますが約３００～４００ccともいわれています。この時の尿量産生は抑えられます。よって、深い眠りが多いほど夜間尿量は減って、尿は濃くなります。これはぐっすり眠れた時、尿は濃くなっているのを皆さんよく経験することです。浅い睡眠が長く続けば、脱水傾向がない限り、尿量は多くなり、それほど濃くはなりません。夜間に本来多いとされる抗利尿ホルモンの分泌が、高齢者は一般的にその優位性が減っているとされています。その理由として、高齢者の睡眠パターンで深い睡眠が減ったことにあるのか、

分泌能力の劣化によるものか、２通りがあっても良いと思います。前者については、活動水準が落ちて深い睡眠が少なく、生活指導で夜間多尿が改善する症例です。すなわち、深い睡眠が減ると、熱放散、発汗などが減少し、血漿浸透圧が上昇せず、夜間の抗利尿ホルモンの分泌が少なくなるのです。一方で、後者については、代謝をあげても血漿浸透圧の夜間の濃度と関係なく、抗利尿ホルモン製剤の補充でしか改善しない、入眠時からの抗利尿ホルモンの分泌機能低下によるとしか考えられないタイプのものと思われます。

深いノンレム睡眠の発汗量が多い時は、交感神経コリン作動性線維の刺激で皮膚血管の拡張と汗腺の刺激が起こります。また動静脈吻合（ＡＶＡ）の拡張によって四肢末端に血液移動（熱移動）が巻き起こっており、温熱性発汗による放熱を中心とする熱放散が増えています。そのため、脱水傾向になり血漿浸透圧が上昇し、抗利尿ホルモンが保水に向かわせることになります。また、内臓の血液量は相対的に少なくなるので腎臓へ配分される量も減り、尿はますます濃縮され尿量も減る方向にあります（代謝と血液移動の項を参照）。一方でレム睡眠や浅いノンレム睡眠（ｓｔａｇｅⅠ、Ⅱ）の多い朝方の時期では、交感神経の神経活動が亢進するため、血漿浸透圧は熱放散、発汗が減って静脈還流が増えるために上昇しません。皮膚への血液移動が比較的少なくなるために内臓の配分が多くなり、熱放散、発汗が減るので、朝方では尿量産生は深いノンレム睡眠の時期よりも多くなると考えます（図⑥-）。深い睡眠の後は尿は濃く、浅い睡眠の後は薄いことは日常よく経験することです。

高齢者の睡眠パターンと発汗

高齢者の睡眠パターンは深いノンレム睡眠が減っており、中途覚醒と浅い睡眠が増えるために発汗は減少します。高齢者は夜間の熱放散、発汗は少ない傾向にあり、血漿浸透圧もそれほど上昇せずに尿量はやや多くなる環境にあります。若年者は、入眠直後に深部体温が急降下して低くなると良質の深い睡眠（ノンレム睡眠）が長く続きます。一方、高齢者では就寝（入眠）後の深部体温があまり低下せず、眠りが浅くなり、中途覚醒の主な原因になるといわれています。そのため、尿の色はやや薄く量も多めになると思われます。さらに、朝方の交感神経活動の亢進によって血圧上昇が強めに出て、静脈還流による皮膚血管の収縮による保熱現象でさらに多尿傾向が出ると思われます。生活指導を行えば睡眠前の深部体温が高くなるために、入眠時には急降下して熱放散、発汗が増え、深いノンレム睡眠が長続きして、血漿浸透圧が上昇して抗利尿ホルモンが増し、尿量が減っていくと考えられます。また、睡眠時には、冷えていなくても交感神経の亢進で浅い睡眠が続けば皮膚血管が収縮し、脱水でない限り尿量が増えると思われます。

▼睡眠パターンと尿量の関係

実のところ、睡眠パターンと尿量の関係では、実際にははっきりした睡眠ステージと尿産生の関係については報告をみつけることができません。考察しますと、深いノンレム睡眠の時は熱移動、熱放散のために血液が皮膚に集まり（血液移動）、運動時と同様に発汗量が増加し、腎臓への血液配分は減って尿量は少なくなると想定されます。一方で、浅い睡眠の時は熱移動、熱放散が少なくなり、それほど皮膚に集まらず中心部、内臓に移動するために発汗量は比較的少なくなり、体内の保水量が多ければ尿量は多くなることが考えられます。ぐっすり眠れた時の朝一番の尿の色は濃くなっていることはよく経験することです。それは深い睡眠が多く、熱放散、発汗量も多く、血漿浸透圧が高めに推移したことを示すものです。睡眠のパターンでいえば深いノンレム睡眠の量が多かったことを示しています。睡眠時の熱放散、発汗が多ければ、血漿浸透圧の上昇を介して抗利尿ホルモンの分泌も増えるため当然尿量は減少します。発汗と尿量は逆相関するとすれば、逆に近いパ

図⑥．若年者の深部体温、睡眠パターンと発汗産生、
尿産生の仮想曲線

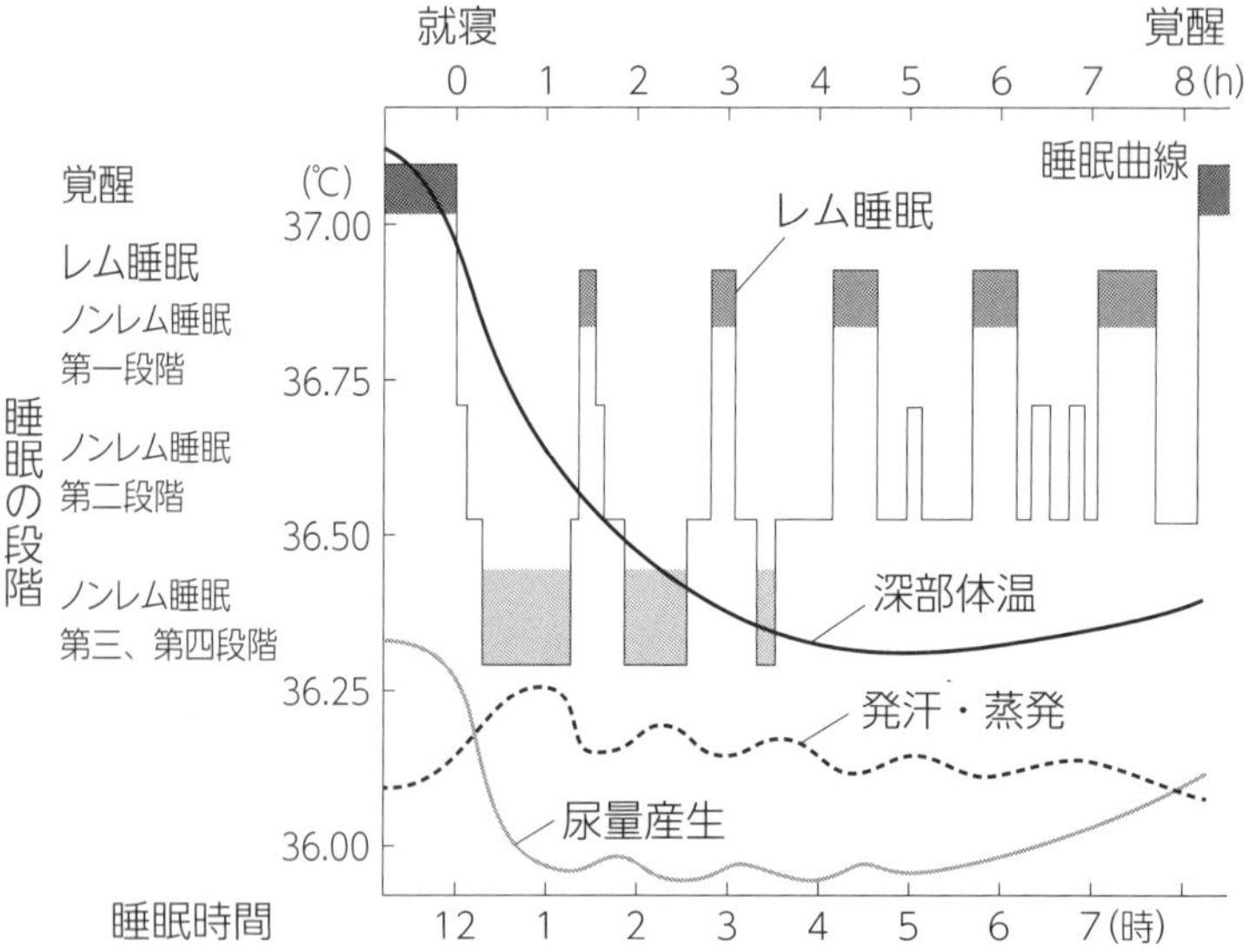

ターンで睡眠中の尿量の増減がみられるはずです。図⑥．は睡眠パターンと関連した尿量の変化を仮想して作ったものです。深いノンレム睡眠の時は尿量は少なく、浅い睡眠の時は尿量は多くなります。高齢者は図⑦．で示すように若年者に比べ、深い睡眠の量が少ないために発汗や蒸発の量が少なく、筋肉量も少ないために保水能力も低く、夜間及び早朝の交感神経活動の亢進による血圧上昇の影響を受ける頻度も高く、夜間尿量が多くなる傾向があります。また、

図⑦．高齢者の深部体温、睡眠パターンと発汗産生、尿産生の仮想曲線

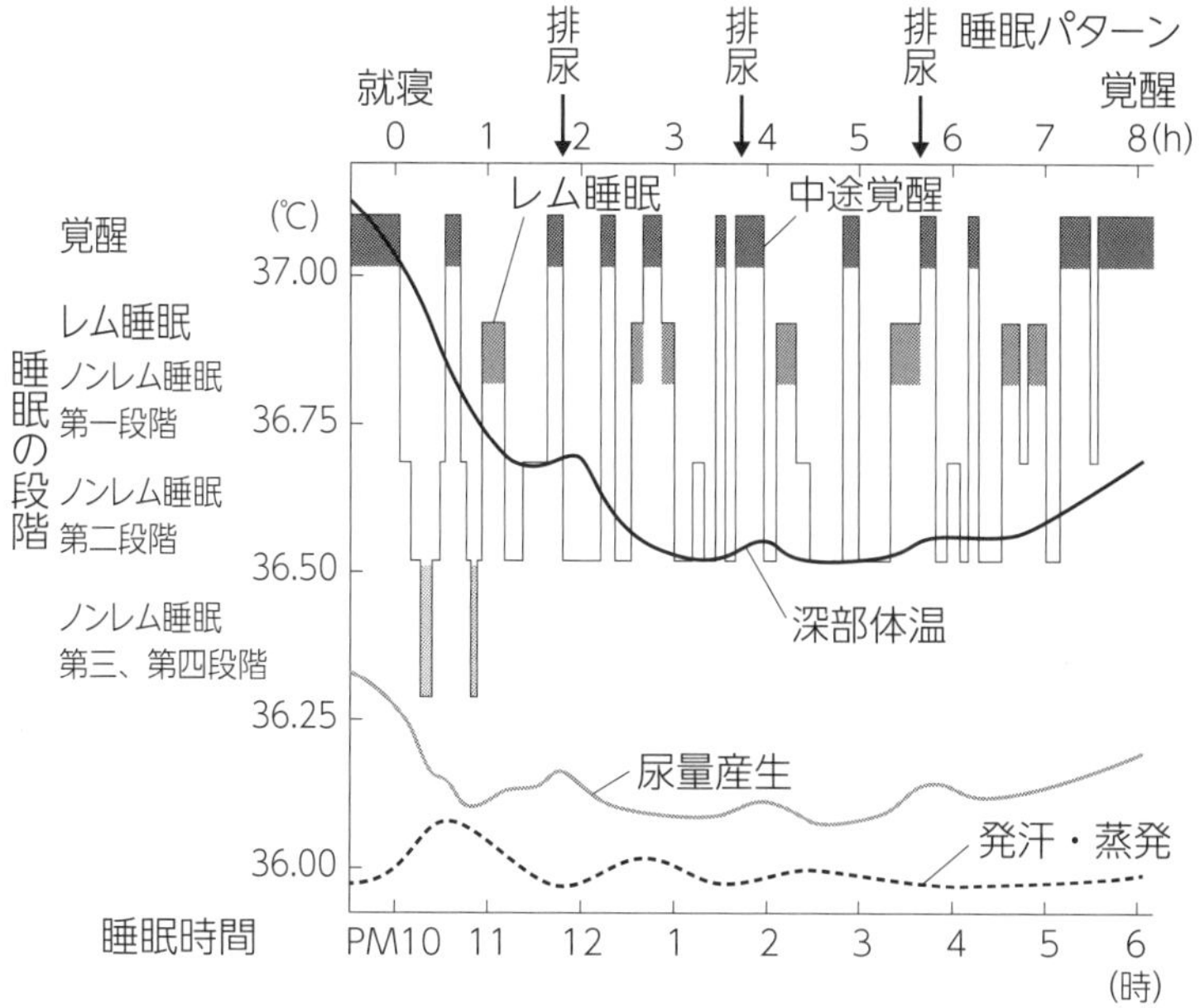

寝つけないか夢うつつの時は、交感神経主導で尿量は多くなり、希薄尿が見られます。

若年者の仮想曲線図⑥．では、排尿パターン、深部体温、発汗と蒸発の量、尿量の変動を示すものであり、深いノンレム睡眠の時に発汗と蒸発が増え、それにやや関連して尿量産生が減少すると想定されます。排尿パターンは e-health net を参考にし、深部体温はDuffyらの核心温概日リズムを参考にしました。深部体温の急降下で深いノンレム睡眠が得られ、発汗が増えると共に血漿浸透圧が上昇、抗利尿ホルモンの分泌で尿量産生は減少します。中途覚醒がなければ血漿浸透圧が維持され、早朝から室温降下による交感神経系活動亢進で皮膚血管の収縮、そして熱放散の減少などによる保熱などにより尿量が増えだします。寝床から出ると、深部体温と外気温の温度勾配で寒暖差が激しいほど尿量は増加します。ただし、筋肉量が多ければ熱量産生で打ち消されると考えられます。寒冷暴露が強ければ、寒冷利尿が起きます。

高齢者の仮想曲線の図⑦は、e-health net でみられる高齢者の睡眠パターンを参考にしました。普通の高齢者についての考察です。一般的には、中途覚醒が多いですが、そのうち2時間ごとに排尿行動をとると仮定して作成しました。深部体温はDuffyらの核心温概日リズムを参考に深部体温を仮想しました。深部体温の入眠時リセットが不完全で急降下の程度が少なく、浅いノンレム睡眠が多くなり、しかも中途覚醒で乱れます。排尿パターンで深いノンレム睡眠が短いために、発汗、蒸発が少なく、尿の濃縮が不十分で尿量産生は多くなると想定されます。筋肉量が少ないと、朝は特に寒暖差の程度に影響され、また交感神経の活動が活発になり血圧が上昇しやすいために、朝方の尿量が増加すると考えられます。真の夜間多尿の場合は眠前以上に入眠後から尿が増加し起きるまで続き、明らかな異常曲線をとると考えます。血漿浸透圧に反応しなくなるのか、定かではありません。なお、高齢者の排尿行動は、尿量のほかに膀胱の敏感さと心理的な排尿衝動の程度が加わって決まるのです。

5．夜間多尿の正体を考察する

排尿パターンと尿量産生の項目で、睡眠パターン、深部体温、熱放散、発汗が関係して尿が濃縮されていくことを述べました。尿量の日内リズムにおいて、尿が濃縮される過程で夜昼問わず関わってくるのが深部体温、熱放散、発汗などです。これらは血漿浸透圧、抗利尿ホルモンとの関係が切り離せません。この2つの特徴について調べると共に、深部体温の日内リズムの変化に従った血漿浸透圧のリズムについて注目しました。そして抗利尿ホルモンの刺激因子として運動が挙げられていることは極めて興味深いことです。最後に、若年者と高齢者の尿量の日内変動、睡眠パターンからみた睡眠時の尿の作られ方の仮想図、そして、血漿浸透圧の日内変動の仮想図を作成してみました。それによって夜間多尿の正体の見当がつくような気がします。

抗利尿ホルモンと血漿浸透圧の関係

夜間の睡眠時には若年者は日中の２・４倍ほど抗利尿ホルモン（ＡＤＨ）の分泌が多くなるといわれていますが、抗利尿ホルモンの血中濃度のおおよその実測した日内変動グラフはあまり示されておらず、簡単には測定できません。そのためＡＤＨ分泌予測値の計算式が使われています。抗利尿ホルモンの分泌は血漿浸透圧の影響を受けるため、純粋な基準値というものはなく、血漿浸透圧あるいは血清Ｎａと対比して評価することが必要であるといわれており、評価も単純ではありません。なお、血漿浸透圧は血清Ｎａ濃度の約２倍になるとされています。血漿浸透圧（あるいは血清Ｎａ）が上昇すると抗利尿ホルモンの分泌も増加していきます。血漿浸透圧は２８０〜２９０ｍＯｓｍ／ｌが基準値とされ、抗利尿ホルモンはその範囲の増加と共に比例的に増加するが、２８０ｍＯｓｍ／ｌを割ると分泌が止まり、２９０ｍＯｓｍ／ｌを超えると口渇刺激が加わって補正を生じやすくするといわれています。抗利尿ホルモンは血漿浸透圧に非常に敏感に反応して分泌され、コントロールされているといわれています。

浸透圧受容器、血漿浸透圧、抗利尿ホルモン、深部体温と運動

脳中枢の視床下部にある浸透圧受容器は、血漿浸透圧を感知して、同じ視床下部にある視索上核細胞を刺激して抗利尿ホルモンが分泌されるとされています。そして軸索輸送され、下垂体後葉から血液中へ放出されます。血漿浸透圧と抗利尿ホルモンは密接な関係があるとされています。若年者の持つ深部体温の日内変動は、日常的に代謝水準が高いため血漿浸透圧を高めに推移させていることがわかります。日中については、代謝増進で熱放散、発汗が起こり、深部体温が血漿浸透圧とやや並行して動くと考えられます。運動が抗利尿ホルモンの分泌刺激になるといわれています。そして運動による熱エネルギーが深いノンレム睡眠を獲得する手段となって影響を及ぼすのです。

尿量を変化させる1日の深部体温、血漿浸透圧の歩調

入眠時の深部体温のリセットにより睡眠中に血漿浸透圧がさらに上昇し、抗利尿ホルモンの分泌が促進され、保水（原尿の再吸収）に傾きます。それは、若年者は日常活動と睡眠の間で入眠時急降下の深部体温リセットを行って、血漿浸透圧の上昇へとスムーズに連携させているのです。入眠時のリセットでは、深部体温は下がる一方で血漿浸透圧は上が

るため、動きは逆になるのです。深部体温の入眠時の急降下は深いノンレム睡眠をつくりだし、熱放散、発汗で血漿浸透圧も高くして尿量を減らし、中枢臓器を休めて次の日のためのリセットに欠かせないものです。血漿浸透圧の上昇で考えられるのは、夜間睡眠中の熱放散、発汗により、また夜間睡眠時に水分を取らないことのためと思われます。起床時には朝の気温の低下で温度勾配の程度で熱放散が止み、朝の交感神経の刺激も手伝って皮膚血管が収縮して保熱傾向となります。それで深部体温は守られ、下降はしません。朝食とその時の飲水もあり血液が希釈されて血漿浸透圧は下降し、静脈還流で腎臓への血液配分も多く、利尿傾向が増します。それが朝方の多尿になりやすい原因と考えています。そして血漿浸透圧は下がった深部体温と同一歩調を取ります。午前中に気温の上昇とともに体を動かすことで熱エネルギーの上昇とともに熱放散が増えて共に上昇していきます。午後は活動水準の程度もあるが高い水準で両者とも推移し、夕方が最大になっていくと考えます。そして活動量の減る夕食後から入眠までに冷えが加わると、深部体温はやや下降していき、飲水量が多ければ尿量も増えるのです。午前中に熱エネルギーの蓄積で深部体温の上昇が安定するまでは、血漿浸透圧も上昇せず、尿量は多い状態が続くのです。また、寒冷暴露が強ければ、別の仕組みで抗利尿ホルモンが抑制され、寒冷利尿が起きるのです。

▼高齢者の抗利尿ホルモン分泌が夜間減る理由とは

本来夜間に多かった抗利尿ホルモンの分泌が、高齢者では分泌の日中差があまりみられなくなり、むしろ減っているともいわれています。それは、一般的に日中の活動水準が少ないために、深い睡眠が少なく浅い睡眠や中途覚醒が多くなっており、睡眠中に熱放散や発汗量が少なく、血漿浸透圧が上がらないからであると推定しています。大半の高齢者は深い睡眠に誘導すれば、血漿浸透圧が上昇し、ホルモン分泌が回復する可能性があります。すなわち、生活指導で日中は代謝を上げて熱放散し、血漿浸透圧を下げないようにして睡眠に入れば、さらに熱放散と蒸発も加わって血漿浸透圧がさらに上昇し、抗利尿ホルモンの保水作用で夜間尿量が減ることになります。高齢者は、このように代謝を上げて熱エネルギーを蓄えたままで入眠すれば、深い睡眠をとれるようになって、その大半は夜間多尿は改善し、夜間多尿が見せかけのものであったことになると考えています。

▼若年者（15〜34歳）の1日の尿量産生

若年者の尿量の産生は、午前中は一般的に薄めであり、午後から濃くなり夕方まで続き、夕食の水分の取り方でやや薄くなってきます。特に寒い時期にはその傾向がはっきりと表れ、排尿回数もそれに従って午前中に多く、午後に少なくなるのが一般的です。日中の気温変動、季節の対応、代謝の状況によって増減します。そして睡眠では、深い睡眠で濃く、浅い睡眠で薄めになるのです。朝一番の尿の色で昨晩の睡眠状態もわかります。だから特別な条件を除いて、尿の色は比重を表しているため、体のいろいろな状態を示唆しているのです。尿量の1日のリズムと深部体温のリズムは興味深い重なりがあります。この件については、体温調節のメカニズムの中で述べたことの延長になります。尿量は、高齢でない若年者の行動様式でいえば、朝方が多く午後から夕食までは少な目です。代謝が上がり深部体温が高くなって熱放散、発汗が多ければ尿量は少なくなります。その時、血漿浸透圧が上昇して抗利尿ホルモンの分泌が増えて尿量が減少するのです。夕食以降は、代謝が止んで水分摂取や飲酒が増え、体が冷えると尿量は増え気味になります。入眠までに深部体温を高めに維持できれば、その急降下による入眠リセットによって仕組みが変わります。今度は、深部体温の急降下で熱放散、発汗が増加してまた尿量が減るのです。すなわち、その時は入眠の仕組みによる血漿浸透圧の上昇を介した抗利尿ホルモンの分泌によって尿量が減るのです。リセットが終わると深いノンレム睡眠が終わり、浅い睡眠から覚醒に向けて尿量が増え出します。

高齢者の深部体温や血漿浸透圧に従った1日の尿量産生

高齢者は活動量が少なく、睡眠も浅くなりがちのため、若年者に比べて尿量産生の変化が激しくなります。夕食後から飲水や冷えから次第に増加し、入眠前に体が冷えていると入眠時の深部体温の急降下が起こらず、睡眠パターンで深い睡眠が少なくなります。それで睡眠中の尿量が多くなり、夜間多尿、夜間頻尿となりやすいのです。その経過の中には、代謝、熱放散、発汗、深部体温の変化、睡眠パターン、血漿浸透圧、抗利尿ホルモン、体液浸透圧調節などが関与しているのです。高齢者は、若年者と違って代謝量、生体機能が劣化していることが挙げられ、外気温に鈍く、対応も遅いため、熱エネルギーが貯まりにくく、尿量の変化が大きくなっていると思われます。深部体温の上昇が弱いと、血漿浸透圧もさほど上昇しません。特に夜間入眠時の急降下の程度が弱いために血漿浸透圧がむしろ日中より下がる習慣が続くと夜間多尿となると考えています。さらに高齢者は若年者に比べて血圧が早朝にもっと高くなる場合もあり、保熱傾向が強くて体液量が増え、もちろん抗利尿ホルモンが増えずに利尿に近い状態になるわけです。例えば、冷えとか浅い睡眠、夜間の長い時間のトイレ、夜間覚醒時の飲水などで血漿浸透圧が乱れてしまうのです。特に高齢者は高血圧の治療中の人が多く、状況によっては様々なパターンが考えられます。

しかし、日中に代謝を上げて深部体温を守るルーチンワークが続けば、血圧対策にもなるし、血漿浸透圧も増え、入眠時に熱エネルギーが十分であれば深い睡眠が得られ、見せかけの夜間多尿も回復すると考えます。これが90歳を過ぎても夜間回数が増えない元気な高齢者がいる理由であると思います。

夜間多尿の正体ではないかと思う血漿浸透圧、体液浸透圧調節についての考察

日中は、代謝増進による深部体温上昇に誘導されて血漿浸透圧が上昇し、尿量が減少します。そして代謝増進が入眠時にもたらした適正な深部体温の急降下で深い睡眠を誘導し、血漿浸透圧がまたさらに上昇し、抗利尿ホルモンが作用して尿量を減らしてくれます。それが「しっかり動いてしっかり食べて、ぐっすり眠る」健康生活なのです。高齢者がこのような行動をとれば、泌尿器科疾患が邪魔しない限り、「見せかけの夜間多尿」による夜間頻尿は起こらないはずです。

夜間多尿は、高齢者の深部体温において、入眠リセットが不完全になるために、夜間の血漿浸透圧の低下が生じたことによって出現すると考えます。当院の生活指導は代謝を上げて入眠リセットを強化する意味を持つものです。夜間の血漿浸透圧を維持し抗利尿ホル

モンを増やして、高齢者が夜間多尿を減らすのに理にかなっている指導であると考えます。よって、深部体温と血漿浸透圧の不安定化が、見せかけの夜間多尿を発生させる正体ではないかと思うのです。また、代謝を上げる自己管理が、深部体温と血漿浸透圧をコントロールし、保水のために夜間の抗利尿ホルモンの分泌を助けると考えます。結局は、この両者によって、人体は生き抜く上で必要な保水と保熱を使い分け、外界環境に適応して生活しているのです。その間の温度勾配を調節する力が、体の生命力といえるのではないかと思うのです。

高齢者の夜間多尿の原因を分類すると、①代謝水準の低下、生体機能の劣化、生活習慣、冷えなどにより2次的に入眠時リセットによる血漿浸透圧が上がらずに「見せかけの夜間多尿」になる場合、②入眠時に別の原因で血漿浸透圧が上昇できず、むしろ低下し、抗利尿ホルモン剤の服用が最も効果を表すタイプです。従って、治療としては、まず、代謝水準を上げることによって見せかけの夜間多尿を減らすと共に、明らかな夜間多尿には抗利尿ホルモン製剤を使って反応をみます。著効を示す症例が投与中止で逆戻りする場合が「真の夜間多尿」と判定できるのです。②の原因については考えが及びませんが、抗利尿ホルモン製剤の服用が必須です。

血漿浸透圧の日内変動の仮想図と高齢者の劣化について

参考までに、大胆なことは承知ですが血漿浸透圧の日内変動の仮想図を図⑧-に作成してみました。睡眠刺激で一段とそれが上昇するのは、普通睡眠中での水分摂取がないためと思われます。ただし、夜間覚醒時に飲水があれば当然血漿浸透圧は低下して乱れます。高めに維持された血漿浸透圧は、起床時に布団から飛び出した頃から降下が始まり、放熱、熱放散が止み、交感神経の刺激で皮膚血管が収縮します。朝食時の飲水もあり、これらが血漿浸透圧のリセットとなり、一般に午前中は低めに推移して運動刺激で徐々に熱放散によって上昇すると思われます。早朝は冷えがあれば熱放散も止み、交感神経による皮膚血管の収縮、血液の静脈還流もあって腎血流量が増して尿量も増え、血漿浸透圧はさらに下がって利尿状態になると思われます。朝2回目の尿は薄い低比重の尿になります。

高齢になるにつれて活動量が減り、熱エネルギーの蓄積が少ないために入眠時変化で深部体温の急降下幅が少なく浅い睡眠や中途覚醒が多くなると、熱放散も少なく血漿浸透圧は高くならず、保水が起こりにくく夜間多尿の傾向となります。高齢者は、基本的には代謝水準を日中に上げておくこと、すなわち、温度勾配対策を充実させることが対策となります。そして、日中は深部体温と血漿浸透圧が共同歩調をとることを考慮する必要があると考えます。これらのことから、代謝が落ちているだけの元気な高齢者は、見せかけの夜間多尿の範囲の人であり、生活指導によって血漿浸透圧を若年者に近づけることが改善のカギであると考えます。ホルモン欠乏症例についてはこの日内変動のパターンが夜間睡眠時にだけ完全に崩れている症例ではないかと考えています。

体液浸透圧調節の仕組み

寒冷暴露による寒冷利尿の場合は、血液の静脈還流が急激に増加するために左心房、動脈の圧受容器が反射的に脳視床下部の抗利尿ホルモン中枢（視索上核細胞）を刺激し、分泌を止めるため利尿となるといわれています。一つは視床下部の圧受容器による血漿浸透圧によるコントロール、もう一つは心臓の圧受容器の反射によるコントロール、この2つの仕組みによる体液浸透圧調節が存在し、抗利尿ホルモンが分泌調節されるとされています。このように抗利尿ホルモンを刺激したり止めたりして、日中の尿量、夜間の尿量を決めていると考えます。

真の抗利尿ホルモンの欠乏例

夜間に見せかけでなく本当に抗利尿ホルモンが分泌しない症例では、代謝を上げて入眠時まで血漿浸透圧を上げておいても、入眠時の深部体温の急降下に反応せずホルモン分泌が増加することがないために夜間多尿となる症例があります。それが真の分泌機能低下による夜間多尿の症例であり、抗利尿ホルモン製剤の真の適応症例といえるのではないかと思います。夜間頻尿の70％といわれた夜間多尿が当院では10％未満となっているのは事実であり、真の適応例は実際は少ないと考えます。本当にホルモンの分泌がない場合では、処方を切ればすぐに夜間多尿が再発するはずで、半永久的な処方が必要です。しかし、継続する症例は意外に少ないです。日中は通常の尿量ですが、夜間だけ多くなる、典型的な夜間多尿症例を何例か経験します。血漿浸透圧を日中に上昇させるような運動をしていても、夜間睡眠時だけ抗利尿ホルモンの分泌が下がるのですが、原因は不詳です。睡眠時に血漿浸透圧中枢の圧受容器が反応しないのか、抗利尿ホルモンの分泌中枢に刺激が伝わらないのかどうか知りませんが、結果的に分泌が起こらないのです。わずかな抗利尿ホルモン剤を服用させると著明に改善するし、服用を止めると完全な逆戻り現象が起こります。そうした実例を後で示します。

**図⑧．若年者、高齢者の深部体温と、
血漿浸透圧の基本的な日内変動の仮想図イメージ**

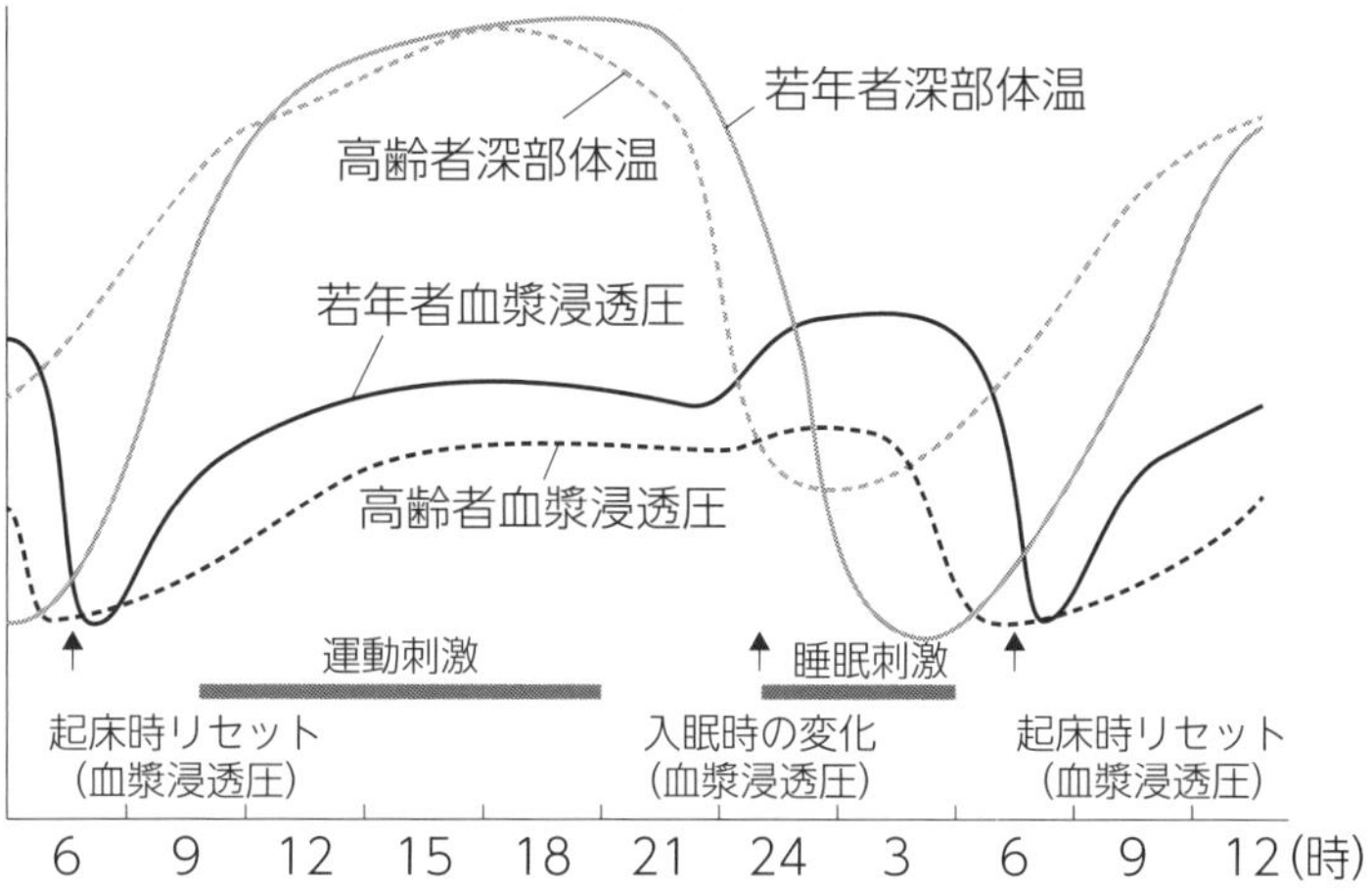

▼血漿浸透圧の日内リズムの仮想グラフ

血漿浸透圧は日中は活動と共に上昇し、日中は運動が抗利尿ホルモンの分泌刺激になるとされています。入眠時は熱放散、発汗の増加と水分補給をしないことから、血漿浸透圧はさらに上昇するのが若年者の特徴です。そして、起床と共に温度勾配によって寒暖差があると保熱となり、朝食と水分摂取で血漿浸透圧は下降してリセットされます。そして活動開始によって正午頃まで上昇するのが一般的な変動の流れです。朝は、寒暖差にもよるし、筋肉量と代謝量にもよるのである程度の変動差があると思われますが、これが日内リズムであると仮想します。高齢者では代謝水準が低いため、血漿浸透圧が全体的に低くなり、場合によっては日中より睡眠中が低下するのかもしれず、それが「見せかけ」の夜間多尿になるのではないかと思われます。

6. 高齢者の睡眠環境

《季節の室内外環境と高齢者の睡眠の特徴》

高齢者の睡眠は、若い頃に比べて変化し、生体機能の内的要因に加え、環境などの外的要因にも左右されます。日本の生活において、気温湿度、室内環境について知る必要があり、どのように対応すべきかを知ることも大切です。

▼高齢者の就寝環境

気象庁の外気温の記録では最近は1、2月は平均5～8℃、7、8月は平均27～30℃となっています。四季における夜間睡眠中の寝室、トイレ等の家庭環境の気温、湿度を調べ

四季における夜間睡眠中の外気温、寝室、トイレ、居間の気温と湿度

		春 average(SD)	夏 average(SD)	秋 average(SD)	冬 average(SD)
外気温（℃）		18.0(1.8)	24.9(1.0)	12.4(3.6)	0.4(1.1)
寝室	気温(℃)	22.5(1.4)	27.8(1.0)	18.4(1.8)	10.3(2.6)
	相対湿度(%)	64.8(7.5)	72.6(7.4)	69.8(6.7)	59.4(5.9)
トイレ	気温(℃)	21.4(1.4)	27.5(1.0)	16.9(3.1)	7.3(2.4)
	相対湿度(%)	72.8(9.1)	79.8(6.2)	77.2(7.3)	61.4(7.9)
居間	気温(℃)	22.5(1.7)	27.8(1.2)	18.7(1.8)	12.2(2.9)
	相対湿度(%)	64.5(8.7)	74.1(8.6)	66.6(8.4)	48.0(9.5)

たものに都築和代らの研究があります（2007）*。そのデータによれば高齢者では、特に夏季に中途覚醒が増えて睡眠効率が悪化すると述べています。中途覚醒の増加が、夏季の夜間排尿回数の増加につながることは確かだと考えます。適切なエアコン管理を勧めています。

冬季に注目すべきはマンション以外の古い家では、トイレの気温がかなり低いことです。第一覚醒排尿の時に身体が冷えてしまうとなかなか温まらず、寝付きが悪くなり浅い睡眠になって、尿量も増えやすいです（寒冷暴露による利尿）。夏季に注意すべきはヒートアイランド現象で、夜間の家屋の持つ熱量を考え、適切なエアコン調節が必要です。中途覚醒が起こりやすく、排尿行動に結びつきやすいためです。いずれにしても、体内温度と体外温度の温度勾配を適度に保つ衣服や寝床の環境を考慮することが大切なのです。体力（筋肉量）のある人は適応力がありますが、衰退した高齢者では余裕がないために外的環境に大きく左右され、睡眠が浅くなり夜間頻尿になりやすいのです。

▼高齢者の睡眠の特徴

高齢者は睡眠が浅く、睡眠時間も長くなりがちですが、目が覚めていても起床するまでの時間（起床潜時）が長くなりがちです。高齢者の実質平均睡眠時間は、統計的に6・5〜7時間といわれていますが、起床潜時が長いのが特徴です。若年者と高齢者の睡眠の比較をしますと、第一の変化は、早寝早起きになりますがこれは体内時計の加齢変化といわれています。第二の変化は、睡眠が浅くなること、レム睡眠が短くなることです。厚労省の統計によれば、高齢者の実質平均睡眠時間は、70代で6時間といわれ、80代では6時間を切るといわれていますが、中途覚醒が多く、入眠潜時、起床潜時が長いのが特徴です。高齢者の睡眠は夜10時〜5時がベストだと思います。例外を除いては早く寝ることは、興味、思考時間が減っていることを意味し、意欲減退、脳の衰え、代謝減退の傾向を示唆しています。夜寝るまでにある程度の考える時間を持ちましょう。

＊都築ら：四季において高齢者の就寝温熱・光環境が睡眠に及ぼす影響に関する研究 31th Symposium on Human-Environment system HES31 in Nagoya, 23-24Nve., 2007)

〔四〕 のまとめ

体温調節のメカニズム

- 夜間頻尿、睡眠の背景因子として、まず体温調節のメカニズムの理解が必要です。高齢者は若い人に比べて皮膚の温度センサーが鈍化しており、環境温度への反応が鈍くなっています。
- 深部体温の日内変動（核心温概日リズム）では、入眠時には若い人に比べて急降下する度合いがゆるくなり、入眠時間も早まっています。体温調節の仕組みとしては、深部体温を一定に保つ仕組みがあり、熱を持った血液を皮膚へ素早く送り込んで熱放散させたり、血液の皮膚への流れを止めて熱放散を止めたりする血液移動、熱移動のメカニズムがあります。それは皮膚の四肢末端にある動静脈吻合（ＡＶＡ）が主体となっています。この働きを中心として深部体温を調節していることになります。これは、自律性体温調節です。

- 環境温度の調節には行動性体温調節で身を守り、体温調節を助けるような仕組みがあります。人体は、深部体温が高ければ保水を、寒くて低くなれば保熱を行って温度勾配を調節し、体液量を安定化させて保護しています。人は環境にいかに適応して体を守るか、という試練を与えられているのです。それが恒温動物である「人」の宿命なのです。

快適な睡眠は深部体温が重要

- 温度勾配と熱放散の仕組みは生体機能にとって重要な調節機構であり、皮膚への血液移動で熱放散を起こしたり、遮断して熱放散を防ぎます。これは外界との温度勾配の程度で調節する機構が働いているのです。
- 働き続ける脳や心臓などの重要臓器を守るために、睡眠による深部体温の夜間の低下で休息をもたらします。通常の環境では熱産生は高齢者では低下するため、夕方からは環境との温度勾配で深部体温が落ちやすくなります。入眠時には四肢から熱放散をすることで深部体温が急降下するのですが、入眠前に深部体温が下がっていれば熱放散が十分できなくなり、深いノンレム睡眠は減ってしまいます。その傾向が体力が低下する高齢者には多く、浅い睡眠が多くなり中途覚醒が起きやすくなるのです。

- 深部体温のリズムが人の1日を決めている大変重要な生体機能を表しており、中枢を休めて長持ちをさせ、命を効率よく継続させるサイクルの原動力になっている仕組みであると強調したいです。
- 高齢者の生体機能の衰えを補完する対策をとる必要があります。それは夕方など遅めの時間帯の運動で代謝を上げて熱エネルギーを作り出すこと、また入浴では40～41℃10分程度浸かり、入眠の60～90分前に上がることによって一時的に熱エネルギーを体内に増やしてておくことが可能です。そうすることで深部体温を正常軌道に戻し、適切な温度勾配で入眠すれば、深部体温の急降下が起こり深いノンレム睡眠が得られやすいのです。深部体温の日内変動を自分の体でイメージすることが大切です。

睡眠パターンを知ろう、睡眠パターンと入眠時の発汗、尿量

- 睡眠周期とは徐波睡眠（深いノンレム睡眠）からレム睡眠終了までのサイクルであ

り、徐波睡眠が現れるのは普通では最初の2サイクルだけで後は浅い睡眠サイクルになるとされています。この全体が睡眠パターンです。睡眠パターンを知れば夜間頻尿改善の目安になり、役立ちます。

- 睡眠サイクルについては、日常生活では、スマホやスマートウォッチのセンサーを利用したアプリで睡眠の深さ、浅さのパターンを簡単に、おおよそ知ることができます。
- 睡眠は深いノンレム睡眠からレム睡眠までの睡眠サイクルが基本であり、その繰返しの中で深いノンレム睡眠の長さが脳の休息に必要なのです。
- 睡眠に入ると深部体温の急降下が始まります。熱移動によってすぐに手足からの熱放散が始まり、深部体温を下げようとする働きが起こります。やがて深い眠り（ノンレム睡眠）が現れます。このｓｔａｇｅⅢ、Ⅳでは、熱放散の中でも蒸発（蒸散、発汗）の量が多くなり、この時の尿量産生は抑えられます。
- 深い眠りが多いほど夜間尿量は減って、尿は濃くなります。浅い睡眠が長く続けば、血漿浸透圧が高くない限り、尿量は多くなり、それほど濃くはなりません。
- 睡眠パターンと深部体温、血漿浸透圧、尿量は切っても切れない関係にあるのです。

抗利尿ホルモンと血漿浸透圧の関係、夜間多尿のタイプ、体液浸透圧調節

- 抗利尿ホルモンは、脳の視床下部にある血漿浸透圧受容体の刺激を受けて視床下部（視索上核細胞）で産生され、軸索輸送で脳下垂体後葉から分泌されます。そして、血漿浸透圧に非常に敏感に反応して分泌されるとされています。
- 夜間に本来多いはずの抗利尿ホルモンの分泌が、高齢者は一般的にその優位性が減っているとされています。夜間多尿の場合ではこのホルモンは日中よりむしろ減少し、利尿傾向となっています。
- 夜間多尿の原因については、高齢者の睡眠パターンで深い睡眠が減った（見せかけの夜間多尿）ことにあるのか、分泌能力の劣化によるものか、２通りを考えています。
- 前者については、活動水準が落ちて深い睡眠が少なく、生活指導で夜間多尿が改善する症例です。代謝を上げて深部体温、血漿浸透圧を上げれば改善していくタイプです。代謝を上げる生活指導は、血漿浸透圧を高めて抗利尿ホルモンを増やして、高齢者が夜間多尿を減らすのに理にかなっている指導であると考えます。

- 後者については代謝をあげても抗利尿ホルモンが夜間に上昇せず、抗利尿ホルモン製剤の補充でしか改善しない、分泌機能低下によるものです。
- 抗利尿ホルモンは2つの仕組みで体液浸透圧調節がされており、一つは血漿浸透圧、もう一つは寒冷利尿の場合で、圧受容器（左心房、動脈にある受容器）が反射的に視索上核細胞を刺激してこのホルモンの分泌が止む仕組みです。
- 夜間および日中の尿量は、血漿浸透圧と抗利尿ホルモンの動向に左右されます。

夜間頻尿の正体ではないかと思う深部体温、血漿浸透圧についての考察

- 若年者では深部体温の日内変動では、日中は血漿浸透圧と同一歩調をとり、活動時には熱放散、発汗を通じて上昇します。血漿浸透圧が高いと抗利尿ホルモンの作用で、尿量は少なくなります。入眠時の深部体温の急降下リセットによる熱放散、発汗で血漿浸透圧はさらに上昇し、抗利尿ホルモンを通じて保水のために尿の濃縮を起こすと考えられます。
- 深部体温の入眠時の急降下は熱放散、発汗で血漿浸透圧が高いまま深いノンレム睡眠を作り出し、次に続く浅い睡眠で保熱となり、徐々に尿量が増えていき、明け方の起床時には温度勾配で血漿浸透圧は低下します。
- 高齢者では、入眠時リセットが甘くなりがちで、浅い睡眠や中途覚醒が多く、それが夜間多尿につながると考えます。血漿浸透圧が低めとなり抗利尿ホルモンの分泌低下を起こし、尿量は増えていきます。
- 尿量の1日のリズムと深部体温のリズムは興味深い歩調があります。日中は反対の歩調をとり、深部体温が高いと尿量は減少し、入眠リセットの仕組みで夜間は同一の歩調となり、体温は下がり尿量は減少します。朝方の冷え、起床時からの温度勾配（寒暖差）の程度で尿量は増えだし、深部体温が上昇するに従い減少すると考えております。
- 日中は、代謝増進による深部体温上昇に誘導されて血漿浸透圧が上昇し尿量が減少します。そして代謝増進が入眠時にもたらした適正な深部体温の急降下で深い睡眠を誘導し、一般的には血漿浸透圧はさらに上昇し、尿量は減り、ぐっすり眠れます。それが「しっかり動いてしっかり食べて、ぐっすり眠る」ことで夜間頻尿が減り、しかも体力がついて健康生活を続けられる理由と考えます。
- 高齢者の入眠リセットの不具合で夜間の睡眠が浅く、血漿浸透圧の乱れ（低下）が生じて夜間多尿を起こすのです。よって、これが見せかけの夜間多尿を発生させる正体だと考えられます。

- 血漿浸透圧の日内変動パターンを考えてみます。日中は代謝、運動で上昇し、深部体温の入眠時リセットでさらに増え、起床時からの温度勾配（寒暖差）と交感神経の血管収縮で浸透圧リセットが起こると仮想しています。
- 結局は、深部体温と血漿浸透圧によって、人体は生き抜く上で必要な保水と保熱を使い分け、外界環境に適応して生活しているのです。その間の温度勾配を調節する力が、生命力といえるのではないかと思うのです。
- 高齢者の夜間多尿の原因を分類すると、①代謝水準の低下、生体機能の劣化、生活習慣、冷えなどにより2次的に入眠時リセットによる血漿浸透圧が上がらずに「見せかけの夜間多尿」になる場合、②入眠時に抗利尿ホルモンが反応しないために利尿状態になる場合を想定しています。②については血漿浸透圧に抗利尿ホルモンの分泌が睡眠中にだけ反応しないためであると考え、抗利尿ホルモン製剤の服用が必須です。

高齢者の睡眠環境と特徴

- 高齢者は行動性温度調節の能力が必要です。季節に対応して温度勾配を考え、夜は入浴を遅めにし、冷えないようにして就寝しましょう。寝床内気候を守って寝てください。
- 高齢者の睡眠の特徴は、早寝早起きが体内時計の加齢変化で起きてきます。
- 厚労省の統計によれば、高齢者の実質平均睡眠時間は、70代で6時間といわれ、80代では6時間を切るといわれています。寝床にいる時間が長くても、中途覚醒が多く、入眠潜時、起床潜時が長いので、就床時間は長くても実質睡眠時間は短いのです。
- 高齢者は深部体温が夜から環境温度の温度勾配で下がりがちで、入眠リセットが弱く、睡眠パターンでは深いノンレム睡眠が短く、浅い睡眠や中途覚醒が多くなります。これが見せかけの夜間多尿の原因になります。
- 高齢者は若年者と違って、代謝量、生体機能の劣化が挙げられ、外気温に鈍く、対応も遅いため、深部体温の防御が甘くなり、尿量の変化が大きくなっていると思われます。

[五]

高齢者ほど
体と向き合わなければならない

この章の流れ

［五］章では、高齢者の生体機能の劣化を鑑み、なぜ、代謝を増進しなければならないのかの根拠を求め、日常生活について述べ、その方法を具体的に説明していきます。運動時と安静時の血液配分、熱放散から尿量の作られ方を考察し、高齢者生体機能の現実の特徴を踏まえ、代謝は体に何を起こすのか、夜間頻尿対策として注意すべきポイントは何なのか、について詳細に述べました。最後に、夜間多尿の実際を考察し、代謝をあげて改善するものが大半であるが、それでも改善しない手強い夜間多尿のあることについても紹介しました。

1．高齢者生体機能

《高齢者の温度環境と睡眠に対する変化》

- 皮膚の温度感受性の反応遅延……（自律性体温調節の発動の鈍化）
- 熱放散能力の低下……（皮膚血流量と発汗量の増加が遅れる）
- 体液量の低下……（筋肉量の低下による保水能力の低下も考えられる）
- 寒冷環境の影響……（冷えからの回復が遅れる）
- 高温多湿環境……（中途覚醒の増加）
- 睡眠環境への適応能力の低下……（入浴時の温まり方の鈍化、レム睡眠の減少）

高齢者と子どもの注意事項 - 環境省熱中症予防情報サイトを参考に
https://www.wbgt.env.go.jp/pdf/envman/3-2.pdf（２０２２年８月閲覧）

高齢者ほど体に向き合わなくてはなりません。生体機能は若い頃よりは確実に低下し、適応力が落ちているからです。日本の四季は睡眠環境がかなり変化します。外気に対する

夜間多尿	浅い睡眠	意欲低下
反応遅延	**高齢者生体機能**	座位増加
季節対応低下	筋肉量低下	運動量低下

家屋内、寝室内の温度管理で睡眠環境は変化し、それに対応しなければ睡眠の質や夜間尿量への影響は避けられません。高齢者の生体機能の劣化については、意欲の低下、筋肉量や運動量の低下、行動意欲、座位の増加、反応の鈍化、季節的対応能力の低下などによって自律性温度調節が低下し、行動性温度調節や代謝の能力が落ちて外界の影響に翻弄されやすくなっています。そのため、体温調節、血液移動と血液分配、熱放散、深部体温、睡眠パターン、などが影響を受け、さらに臓器機能、身体機能が低下、保水力の低下があれば一層バランスが崩れてしまいます。

▼高齢者生体機能の劣化の進行

若年者に比べて高齢者の生体機能の特徴を一言でいえば、熱エネルギーを生み出して深部体温を上げる力が弱くなり、外部刺激からの防御機能が低下していることです。外界との温度勾配に対する盾と、深部体温を上昇させる矛が劣化しているのです。これら両方とも改善する努力をしなければ負のスパイラルに陥ることを自覚しておかなければなりません。とにかく、代謝を上げることが重要であり、上げられる能力を維持し、工夫をしなければならないのです。熱エネルギーを体内で作るには、しっかり動くか、しっかり食事をとるしかないのです。その量が、高齢者では低下するのです。

座る時間が長くなるとうたた寝しやすくなり、昼夜逆転現象が起きやすくなります。特に暑熱下や寒冷下では、外界環境に適応せずに家に閉じこもってしまい、うたた寝が増えますが、暑熱下では中途覚醒が増えやすくなります。睡眠が浅くなると、夜間尿量にも影響が及び、夜間排尿回数が増えやすいのです。そうして行き着く果てがフレイルなのです。夜間多尿のキーワード以外の7つは、全て「見せかけの夜間多尿」の原因になります。また、抗利尿ホルモン分泌量が夜間低下し補充の必要な人もたまに見られています。

その他、日常のブレインワークが減ってくることが、認知機能の低下を引き起こします。目的意識、意欲が減れば、気づきも減り、ルーチンワークも先細りになりがちです。認知機能の低下には、男性ホルモン（テストステロン）の減少との関係が取りざたされており、男性機能も一つの目安になるかもしれません。いずれにせよ、高齢者は生体機能の低下は避けられませんが、男性は社会性の維持で女性には一歩譲るので、考慮する必要があります。好奇心や興味を持ち続け、学びの姿勢や社会参加も減らさないことが日常生活の改善につながると思われます。

高齢者生体機能の劣化対策

この劣化を回復させるためには、早くて60歳、少なくとも70歳ごろから意欲を高めて生活活動代謝の水準を上げて季節の対応を先々に準備していくのがベストであると思います。そのためには、座る時間を減らし、食生活を改善し運動量を増やして筋肉を増強し、基礎代謝量を増やしていくのが最も効果的です。先にも触れましたが、大きな病気を持たない高齢者は、週に5日以上の身体活動が不眠の発生を抑制する（健康づくりのための睡眠指針２０１４厚生労働省健康局）こと、また、１日に30分（週５回）、低強度〜中強度の運動を休み休みでも行うと、明らかな健康・体力改善が得られることが認められています。できる範囲で活動水準を上げ、それを積み上げることが長期的、短期的視野に立っても重要なのです。筋肉も量が多くても放置すれば脂肪化するなど劣化を起こします。運動からストレッチまで、体の許容範囲に合わせて実行する意識と意欲が大切です。自立生活を少しでも長く続けるためにも運動のルーチンワークが大切です。

余談になりますが、診療していると、通院患者さんが施設入居の判断を家族がやむをえずされてしまう人もいれば、90歳になっても夜間頻尿もなく元気で活動的な人もかなりおられ、施設入居の分岐点は何かをいつも考えさせられます。大病とか手術などのきっかけがあったかもしれませんが、老年症候群から、ロコモ、サルコペニア、フレイルと続く流れをどう止めるかが問題です。意欲があるかないか、認知症の出現などが関係しているかもしれません。運命の分かれ道が度々あると思いますが、それを自立生活で乗り越えられるかどうか、施設への流れに乗ってしまうかどうかで決まるのでしょう。生体機能の劣化を回復させられる生活と時期がどうであったか自問自答することがあります。早いうちからルーチンワークで体力向上に取り組み、それを積み重ねることによってチャンスを逃さないようにしましょう。生体機能をすこしでも回復させておきたいものです。意欲と周囲の協力がなければ早めに限界がきて、治療抵抗性の夜間頻尿がきてしまいます。

2．代謝は体に何を起こすのか

《なぜ代謝（活動量）を増やせばいいのか　代謝が起こす血液移動、熱放散の仕組み》

老化するとじっとしていることが多く、日中の活動量が減るため眠りが浅くなります。座っている時間を減らし、代謝量（熱エネルギー量）、活動量を増やす生活習慣が必要です。それはなぜなのでしょうか？　基本的なことから考えてみてください。

▼代謝とその役割

体内では特に筋肉と肝臓、脳などで、その細胞内ミトコンドリアがブドウ糖から「生体のエネルギー通貨」と呼ばれるＡＴＰを作り出します。それを消費することで熱エネルギーを産生しています。ＡＴＰを消費して熱エネルギーを産生している場所は、安静時では筋肉の収縮や肝臓内の代謝、そして脳がその役割を果たしています。熱エネルギーを供給するためには、筋肉量、運動量と食事を落とさないようにして頭を使う必要があります。

代謝は体に何を起こすのでしょうか？　代謝による消費（熱）エネルギーは基礎代謝60〜70％、生活活動代謝20〜30％、食事誘発性熱産生10％といわれています。また安静時代謝量（基礎代謝量の1・2倍）の臓器の内訳は、肝臓、脳、筋肉が約20％前後を占めるといわれています。このような熱エネルギーの消費で体が温まるのです。基礎代謝量は体格と使う筋肉量で決まり、食事誘発性熱産生は食事の摂取量で決まるといわれています。生活活動代謝は運動を含めて筋肉を動かすことで熱エネルギーを作り、食事誘発性熱産生は消化で肝臓や胃が熱を作り出します。運動すると血液は筋肉に著しく移動し増加することが知られています。また、「身体運動を行うと、筋収縮に伴う熱産生量は安静時の10〜15倍にも増え、体温が上昇します。筋のエネルギー効率を約20％と考えると、運動に伴う代謝エネルギーの約80％が熱に変換されることになります」（日本スポーツ協会）。筋肉の発するエネルギーの約80％は熱になり、血液から運び出されます。そしてその血液は熱放散のため皮膚の四肢末端にある動静脈吻合（ＡＶＡ）や毛細血管に運ばれていきます。逆に冷えると動静脈吻合（ＡＶＡ）は閉

生活活動代謝	食事性熱産生	基礎代謝
血液移動	**代謝**	動静脈吻合
運動量筋肉量	暑熱順化	熱放散発汗

鎖して熱放散を減らし、深部体温を守ります。代謝による熱エネルギーが巻き起こすこの血液移動（熱移動）と熱放散は、深部体温のリズム、睡眠、発汗、尿量に関係する重要な一連の仕組みを引き起こします。血液移動で他の臓器にも血液配分され、それぞれの機能が発揮されます。腎臓はその時の血液、体液バランスを支え、運動時は尿量を減らし、安静時で水分の過量摂取の時には配分が増えて尿量が増加します。

▼血液移動

人が機能を発揮するとき、血液は体の中で移動（内臓→皮膚の顔や四肢末端→内臓）します。暑熱下や寒冷下でもこのような血液移動で熱放散と保熱が繰り返されています。睡眠時も同じことが起こります。

入眠時、体を適度に温めておけば、血液は内臓から皮膚に移動します。四肢末端の動静脈吻合（AVA）の仕組みが一気に血流を増やし、毛細血管も拡張して四肢末端の皮膚は温かくなります。それは血液が持っている熱を皮膚血管から熱放散し、放熱、対流、蒸発（不感蒸泄、発汗）によって体温を一定に保つホメオスタシス（深部体温を調節する）の仕組みがあるからです。一方で、血液移動の急増を助けるため、内臓は血液量の配分が減ることになります。よって腎臓へ行く血液量が相対的に少なくなるために、深いノンレム睡眠のときは尿量は濃縮し、少なくなります。この詳細は、「代謝、血液移動と熱放散」の項目で述べます。

熱放散

また、季節環境に適応して代謝をコントロールすることも重要です。体からの熱放散の処理に関しては、温暖安静時には蒸発は約23％ですが、暑熱下では蒸発が9割を占めるといいます（黒島晨汎：1993）。運動していない時でも夏場は気温が高くなれば急激に蒸発が起きます。蒸発が多ければ、尿は濃縮され尿量は減ります。高齢者は特に蒸発が不十分になりがちで、うつ熱になりやすく熱中症にもかかりやすいです。夏場は温度勾配が減少するため、熱放散の時に蒸発で温度調節を素早くできるようにあらかじめ暑熱順化を進めなければなりません。5～6月は夏場の暑熱下に向けて活動代謝を上げて汗腺を鍛えて温熱性発汗を促し、中途覚醒を増やすうつ熱を解消する必要があります。夏バテは、うつ熱が原因のことが多く、発汗すると調節できます。一方、冬場の寒冷刺激（1～15℃）で熱放散の抑制による保熱は、「熱放散の調節が血管運動、血管の対向流構築によって保熱の方向に向けられる」熱放散の抑制である（黒島晨汎：１９９３）、とされています。寒冷暴露により尿量が増加する現象を寒冷利尿といい、尿量が増加します。なお、寒冷利尿は血液移動のためだけでなく、抗利尿ホルモン（ＡＤＨ）の分泌低下あるいは停止のためとされています。冬場に向けては10月頃に寒冷への順化で代謝量を増やすように行動水準を上げておくことが大切であり、すると深部体温も上昇しやすく冬でもぐっすり眠れる冷え対策にもなります。暑熱順化、寒冷順化は「環境温度の生理学」的にみても、「体温生理学」的にみても、体を適応させる重要なテーマですし、生きていく上で活用すべき重要な仕組みです。

《代謝、血液移動と血液配分》

代謝を上げることの主な作業は、運動して筋肉による熱エネルギーを作ることです。では、運動をすれば血液の配分が平静時に比べてどう変化するかを知る必要があります。それを運動生理学の知見から述べ、体に起こる変化をみてみたいと思います。それが代謝による効果を知る上で基礎的なことですが、大切です。

運動時の代謝による血液移動の動きが注目されます。長澤純一ら著（２０１６、ナップ）の「運動生理学の基礎と応用」（２０１６、ナップ）P.31にある「安静時と最大運動時の血液配分」の図を参考にしました。「安静時から最大運動時への血液配分」の変化をみると筋肉は20％→84％、腎臓は22％→1％、肝臓は27％→2％と血液配分されて血液移動が凄まじく増え、熱エネルギーが筋肉で増産されます。皮膚は配分が倍ほどに増え、内臓からの血液移動が生じています。また、最大運動時ではない中等度動作の場合でも骨格筋はその熱生産量が体全体の76％に及び（黒島晨汎：１９９３）、皮膚の血液配分が増加するといわれています。このように運動時は、血液が内臓から皮膚へ移動し、腎臓への血流配分は減って尿が濃縮され、尿量が減ることは明らかです。その尿量減少には、血漿浸透圧の上昇によるバゾプレシンの抗利尿作用も加わり一層保水に傾くことが推定できます。

このように体の仕組みは、代謝による血液移動と血液配分で熱エネルギーをコントロールし、生体機能を適切に働かせて機能を発揮させています。運動時には発汗や尿の濃縮を起こしますが、睡眠時にも同様の熱放散の仕組みが働いて睡眠をとりやすくなることが推測されます。

代謝量（熱エネルギー量）を増やして起こる血液移動でもたらされる運動時と安静時の現象のうち、それがどのように腎臓に影響し、尿量にも関係するかについて推察します。それは日中だけでなく、夜間の入眠時について熱放散、発汗で起きる変化についても考え、尿量が睡眠時にもどのように変化するのかは興味深いことです。これらを考察していきます。

血液移動と血液配分がもたらす熱放散、発汗、睡眠、夜間尿量の変化までの流れ

血液移動と配分がもたらす熱放散と蒸発の仕組みについて解説し、腎臓への血液配分、睡眠時の血液配分について述べます。運動時と少し似かよった現象が睡眠時の配分に現れます。入眠時には四肢の熱放散が始まりノンレム睡眠に入り温熱性発汗が起こる一方で、深い眠りが長いほど保水のために腎臓で原尿の再吸収が起こって尿量が減り、血漿浸透圧が高くなります。睡眠パターンに合わせて発汗や尿量が変化すると考えられます。この血液移動から睡眠時の発汗と尿量までの流れを、以下の項目で述べていきます。

安静時と運動時の血液配分

血液量は安静時と運動時では配分がまるで違い、血液移動が起こることで特定の器官が機能します。前にも述べた長澤らの示す「安静時と最大運動時の血液配分」の図をみると、最大運動時には筋肉に著しく血液量が増え、次いで心臓、皮膚へ移動します。一方で、肝臓、特に腎臓へは血液量が著しく減少し、安静時の約10～20分の1の量になっています。普通の運動時にも、中等度の動作でも骨格筋が76％の熱産生を起こし代謝が亢進するとされていますし、それによって血液が移動し配分され、熱放散までの一連の流れが発生します。運動や食事など、人が何を機能させるかによってそれ相当の血液量は主要臓器にまず血液配分されます。その時の腎臓は体液の調節を受け持ち、行動による血液配分に従って尿量は2次的に増減し、運動時には配分は激減します。なお、肝臓については安静時には食物の消化機能を働かせて骨格筋と同等の熱エネルギーを出すが、運動時には血液配分が減り、その発生比率が極端に下がります。

代謝で作られた多くの熱エネルギーの余剰分は血液に乗って皮膚へと移動し、体温調節のために熱放散が行われています。その時、自律神経調節で皮膚血管が拡張し、動静脈吻合（ＡＶＡ）の働きで熱放散が増加し、放射、対流、蒸発（蒸泄、発汗）が起こります。

熱放散の中で蒸発（不感蒸泄や発汗）は尿量に直接関係して重要です。

熱放散と蒸発

特に蒸発は、運動時や暑熱下では熱放散に占める割合が多く、体内環境の温度調節に大きく貢献しています。寒い時は代謝量（活動量）を上げて熱エネルギーを増やして体を温めており、過剰になれば熱放散、蒸発させます。暑熱下では熱放散の中で蒸発が占める割合が9割になるといわれています。暑い時は体内に溜まった熱を放散するのですが、特に高齢者では自律神経調節の遅れなどで発汗が不十分なため、うつ熱が起こりやすくなり、場合によっては熱中症になることもあります。運動などで積極的に温熱性発汗を起こし熱放散することで体内環境を整えることができるのです。また、高齢者は外界からの刺激反応が鈍いために行動性体温調節の反応が鈍いとされ、その点も考慮されねばなりません。

夏でも能動的に汗をかき蒸発させて身体をクーリングすることで快適に過ごせます。暑熱順化しておけば夏場もバテずに楽に乗り越えられます。高齢者は特に、どの季節でも代謝を上げて熱放散、特に蒸発が遅れないように暑熱順化、また寒冷順化をしていくことが大切です。うつ熱でも冷えでも中途覚醒が多くなり、尿量や夜間排尿回数も増えてしまいます。高齢者は暑熱下、厳冬下では家に閉じこもりがちです。年中汗をかくように、また、タイミングを考えて特に夕方に重点的に行動水準を上げることがお勧めです。

▼活動時に見られる腎臓への血液配分と尿量

活動時や熱放散、発汗時には腎臓への血液供給量が減るため、尿は濃縮して比重が増して尿量は減少していきます。脱水傾向になると血漿浸透圧が上昇し、視床下部の浸透圧受容体が反応して抗利尿ホルモンを分泌して保水現象が起こりさらに濃縮します。安静時に水分多量摂取をすることがあれば、尿は薄く水のようになり、比重は低く尿量は増えます。尿が濃い場合は蓄尿はゆっくり貯まり、薄い場合はそれだけ速く大量に貯まります。尿の色で膀胱への水分貯留の加速度がわかります。腎臓は血液や細胞外液を含めた全体の体液量を調節しようと機能しており、血液が移動した結果、その流れで配分された血液で尿を産生し、その量が決まるのです。その時、血漿浸透圧が上がっていれば抗利尿ホルモンが分泌されて保水されます。

腎機能低下の場合（Ｓｅｌｄｉｎらの分類で第2期ＧＦＲ30～50㎖／ｓｅｃ以上の機能低下）では以前から夜間多尿になるといわれてきましたが、尿の濃縮力の低下が原因といわれています。腎機能の悪化は集合管の水チャンネルの受容体も減らし、抗利尿ホルモンの反応の低下も一因になるのかもしれません。一方で、高齢者は筋肉量の減少もあり、保水力が低下していますので、脱水には気をつけねばなりません。下肢浮腫などがないかぎり腎機能を代償するためもあってか水分多量摂取を勧められる指導が内科の一部で行われています。そのため、尿量は増える傾向にあります。

入眠時にも見られる皮膚、腎臓への血液配分

入眠時にも同様に皮膚への血液移動（熱移動）が同じ仕組みで起こります。入眠時には四肢からの熱放散で深い睡眠になると共に特に蒸発が働き、深部体温が急降下します。入眠時には血液が四肢末端に集まり、腎臓への血液配分が減ると尿量も減るという一連の仕組みが同じように発生すると考えられます。熱放散が起きている深い睡眠の時には腎臓への血液供給量が減る一方で、血漿浸透圧も上昇して抗利尿ホルモンも増え、尿は濃縮されて濃くなり尿量は減るのです。また、浅い睡眠時には熱放散が減少しており、内臓への配分が多くなり、血漿浸透圧が下降して抗利尿ホルモンが抑えられ、尿量は比較的増加すると推定されます。

3．代謝（活動量）を増やそう

高齢者が代謝による熱エネルギーを増やすことは大変重要なことでどのような意義と効果があるのか、日常生活ではどのようにしたらいいのか、について考えてみます。

血液の熱放散の面からいえば、代謝は多い方が睡眠に好影響を及ぼします。高齢者は生体機能が落ちており、深い睡眠を得ようとすれば代謝をあげるのが一番です。基礎代謝量は体格、すなわち筋肉量で決まります。筋肉量が落ちないようにするルーチンワークが必要です。筋肉量を増やすと食事誘発性熱産生（ＤＩＴ）が増えるといわれています。筋肉量と食欲は連動するということです。

人の安静時の基礎代謝量は、図①に示す通り肝臓、脳、筋肉がそれぞれ20％前後を占めており、運動時の代謝では筋肉が全体の約70％以上を占めるまでになります。基礎代謝量は老化に従い、減少傾向にあります。それは、基礎代謝の約20～30％を占める筋肉量が

図①．ヒトの臓器・組織における安静時代謝量の比率

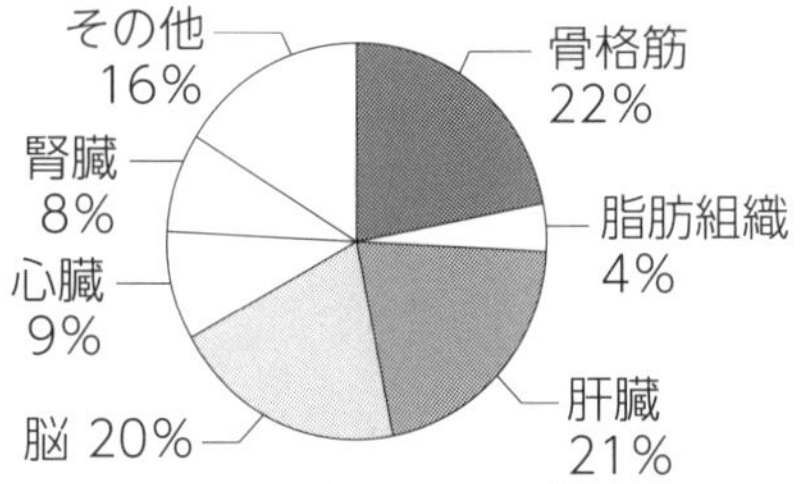

e-ヘルスネットのデータからグラフ化したもの

出典：https://www.ncgg.go.jp/hospital/locomo_frail/news/documents/press20210618.pdf２０２２年９月閲覧＊＊
谷本秀美、他日本老年医学会雑誌47巻（２０１０年）＊

減り、生活活動代謝も減る傾向にあり、食欲も若い時ほどでなくなり肝臓や消化器からのエネルギーも減ることも関係します（図①）。また、筋肉量も老化と共に、最も筋肉量の多い大腿部等の下半身から減少していき、谷本*らによれば、80歳は下肢筋肉量は男女とも20歳から減少が始まり、減少率は男性で30・9％、女性では28・5％と減少率は大きな割合であった、とされています。さらに筋肉全体のなかでも下肢の筋肉量が最も減りやすいことが証明されています。高齢者にとって歩く時に使う筋肉の量が特に重要で、身体の中で最も多い筋肉量のある大腿部の太さが目安になります。特に仕事などから引退すると、目的、意欲が減り、座位時間が長くなると生活活動代謝も減り、筋肉量も減少する負のスパイラルになります。ＣＴによるサルコペニアの検討では「大腿四頭筋では男性は女性よりも高齢になるほど急激に筋断面積（筋肉の量）、ＣＴ値（筋肉の質）の数値が低くなる」といわれ、高齢男性は筋肉の量と質（筋肉の脂肪蓄積、線維化）の低下が進んでいき、筋力が衰えやすい生活環境ができやすいのです。高齢者にとって歩くことの運動習慣、スクワットなどの下半身運動、関節、腰のケアがいかに大切かがわかります。消費エネルギーが少なくなると、外界に対する体内温度調節も不十分となり、尿量も増えやすくなります。

肝臓は糖質（炭水化物）、タンパク質、脂質、ビタミンなど様々な物質を合成したり貯蔵や分解が行われています。その際に熱エネルギーを放出するため、食生活も重要です。また、脳もブドウ糖から産生された多量のエネルギーを消費しており、考えることも代謝の活性化には必要なものです。しっかり食べて、しっかり動き、頭を使えるように代謝水準を上げておかねばなりません。

高齢者は、代謝による熱エネルギーと筋肉量が減少します。その特徴を示し、その及ぼす影響を示して何をすれば良いのか、対応策を理論的に考えてみます。日常生活の中で何を心がければ良いのかがわかってきます。

高齢者が代謝を増やすとどうなる？

代謝を活発にして熱放散を増やすことによって血漿浸透圧が上がれば抗利尿ホルモンの分泌も増えます。熱放散が入眠時に多いと深い睡眠が多くなり、余分な水分を発散すると血漿浸透圧が上昇し、抗利尿ホルモンのレベルもさらに上昇して保水が起こり、夜間頻尿は減ると推定できます。従って、代謝を上げておけば深い睡眠量が増えて夜間尿量も減りやすいと思うのです。日常生活で熱エネルギーを産生するのは、動くこと、食事をすることしかなく、効率的に作り出す必要があります。

高齢者の場合は、生体機能の特徴として基礎代謝が減っており、あまり運動したり身体を動かすということがなければ生活活動代謝（活動水準）を落とす結果となり、食欲も減れば、結果としてさらに消費エネルギーが減ってしまいます。そして熱エネルギーも少ないために血液移動があまり起こりません。そのため深部体温が成人に比べ急降下しないので深い睡眠が減り、浅い睡眠が増え、尿量も増えやすくなるのです。

睡眠時に尿量を減らし、代謝を上げる対策としては、①筋肉量を増やしたり生活活動代謝を少しでも増やすような日々の活動水準の向上（ルーチンワーク）、②食事誘発性熱産生、すなわち食欲を増やし、肝臓、消化器からの食事誘発性熱産生を増やすことです。これによって、体が活性化し、免疫力も上がり、筋肉増強とともに熱エネルギーが増えて深部体温の軌道が若返ります。

高齢者が代謝による熱エネルギーを増やすには日常生活をどうしたらいいのかについて考えてみます。

▼元気なうちにルーチンワークを持つ

日常生活で仕事や趣味などの行動理由など動機がない場合、思いつきの行動になりがちで生活活動代謝が安定せず減っていきます。日々の運動と学びのルーチンワークがあれば安定してきます。できるだけ外出するのが良いでしょう。目的や意欲があれば行動水準は上がります。運動習慣があれば、その積み重ねで基礎代謝も増えて対応力、回復力も強くなります。退職したらすぐに取り組むのがベストです。病気や障害が出ないうちにルーチンワークを持たなければ、代謝増進の積み重ねが難しくなります。

体力の少ない高齢者はどうする？

運動の積み重ねのある多くの人は問題ないですが、積み重なっていない人はどうすべきかを考えます。まず、日々の生活活動代謝を増やし、食欲を高めることです。日々の活動水準は、汗をかくか背中が熱くなる程度の中強度の行動が必要です。夏場は汗をかきやすいですが冬場はなかなかかけません。しかし、防寒し背中が熱くなる程度まで動き回ることは可能です。そういうサインが出るまで動き回ればいいのです。そして座っている時間を減らし、テレビを漠然と見ている時間を減らし、家に閉じこもらないことです。仕事をしていた時のように規則性のある1日を持てるように、趣味、社会交流などの柱をもつことです。週5日以上の運動習慣が推奨されています。それは体力改善と快眠に効果があります。歩行などの有酸素運動が一番ですが、筋肉トレーニングや体のストレッチもできる範囲で取り組み、運動のルーチンワークを決めて繰り返すことです。それには健康に対する意識、意欲、目標が必要です。そして寝る少し前に入浴して体を温めることは、最も効率的な熱エネルギーを補う行為です。そして、静止と運動のバランスをとった規則性のある、リズムのある生活を心がけましょう。大病さえなければできるはずで、やる意味を感じるかどうかです。そうすることで、夜間頻尿の状態を改善させることができます。夜間頻尿の状態が悪化したら、生活改善をすべきサインだと思ってください。それは、生活改善のバロメーターだからです。

自立生活を続けたいなら

できるだけ長く自立生活をしたいなら、代謝を上げる生活を心がけて体のケアをしてください。知らないうちに筋肉は衰え、体の関節も硬くなり痛くなるのです。そのためにはストレッチなどで丈夫な足腰や関節を維持し、意欲的であり、規則正しい、活動的な生活を高齢になっても維持してください。ロコモ症候群、サルコペニアやフレイルになると動くことに制限が多くなり、熱エネルギー産生の回復は不可逆的になってしまいます。自分の意志で生活できる楽しさを感じ、自立生活の自由さを諦めないようにしましょう。じっとしているだけの生活は避けたいものです。

夜間排尿回数は生活の乱れや熱エネルギー産生の少なさを反映します。治療をしても常時3回以上の回数であれば、人の手助け、介護を必要としていることの表れかも知れません。なぜなら、無為にじっとして座位時間が長くなる独居生活の人にとっては、通所介護が必要な時期であると推測させるサインなのです。体調を立て直す高齢者のジムや学校がデイケア、デイサービスセンターなのです。ただし、いろいろな運営形態があるので、運動器具や体操の時間を重視しているところが良いでしょう。

4．高齢でも代謝を上げられる入浴の効果

入浴は、運動の他に、日常生活で熱エネルギーをため込み、代謝を上げられる効果的な方法です。それは全身を芯までゆっくり温められ、深部体温を上昇させられることができるからです。睡眠に向けて温度勾配を適切に作ることで、入眠しやすくするからです。様々な研究者の知見を示し、入浴の効果を考えてみます。

▼入浴に関して研究者の意見をまとめました

- 睡眠パターンから、最初の90分間の深いノンレム睡眠は、睡眠全体の中でも一番深い眠りで重要。
- 就寝前に皮膚体温と深部体温の差を縮めることで、入眠モードに切り替わる。
- 基本は40℃10分湯に浸かる。

- 40℃のお風呂に10～15分入ると深部体温が0・5℃上昇し、90分かけて元に戻る。（スタンフォード大学西野教授）
- 入浴後、一度体温は上がるが約90分後に今度は急激に下がる。このタイミングでベッドに入ると深い睡眠が得られ、翌朝のスッキリした目覚めに繋がる。これにより、お風呂は就寝90分前に終えるのがベストといわれるが、季節で少し変化する。
- 体の中の温度である「深部体温」と、手足表面の「皮膚温度」の差を縮めておくと入眠のスイッチが入る。
- 『赤ちゃんの手足が温かいのは眠い証拠』といわれるが、これは手足から熱を放散して深部体温を下げているのです。大人も同じように手足から熱放散が起こり、深部体温を下げると入眠しやすくなる。
- 起きているときは通常、深部体温のほうが皮膚温度より2℃ほど高くなっているが、入眠時に深部体温が下がることで入眠モードに切り替わる。

入浴の深部体温に対する効果

入浴は血液循環をよくして代謝を促し、体を芯まで温めて、疲労を回復させ、副交感神経主導にして深部体温を少し上げて入眠しやすくなる作用があります。入浴することは、体内に熱エネルギーをため込むことで深部体温を上昇させることを利用すべきです。局所よりは全身を温めることに意味があります。熱を適度にためたまま入眠すれば、深い睡眠が得られるのです。

ジムに通う高齢者は、サウナや風呂に入って帰るため、夜には入らないか、軽くシャワーで済ます場合が多いです。普通は余熱効果が続きますが、夜に冷え切ったらジムの効果は消えてしまうのです。運動しているのに、疲れているのに夜間頻尿になると、よく反論する人がいます。1日を通した生活のバランスがよくないのです。寝る前に冷えてしまえば水の泡で、布団内で温めても芯まで体が温まるまでに1時間はかかります。そのため、寝付きが悪く、深部体温のリセットが不十分となり、浅い睡眠になり尿量が多くなったり中途覚醒が出たりで効果が出にくいのです。入浴の効果を認識していない人が結構いてシャワーで済ませる人がいますが、長時間当てなければ温まりません。また、風呂上がりから就寝までの時間では、寒い冬場では少し短かめにして冷めないうちに寝るほうが良いでしょう。毎日の入浴が無理な人には「足湯」をお勧めしています。

入浴の仕方とその意義について述べると、40~41℃10分は体を芯まで温めてステーキでいえば表面だけを焼いたレアーよりミディアムにして、温度勾配がしばらく保てるようにさせることが重要です。そのためには深部体温が上昇していなければなりません。高温のお湯に短めに入るより効果があり、風呂上がりにしばらく薄着でいられる状態にするのが目的で、それは余裕のある温度勾配ができている証拠です。外気温との相談で特に冬場は体を温めて早めに就寝してください。風呂上がりの室内温度、水分の摂取量、入眠までの時間などの条件で、どれだけ温度勾配の持続時間が保てるかを判断し、冷えないうちに寝床に入りましょう。なお、42℃以上の高温入浴では血圧、脈拍が共に上昇し、心臓に悪影響を及ぼすこともあり、交感神経主導になってリラックスできません。このように入浴を利用すれば深部体温が上昇し、眠りに入りやすくなり、入眠時の急降下リセットが十分に機能するのです。

5. それでも改善しない手強い夜間多尿もある

《生活指導とこれに抵抗する真の夜間多尿》

夜間頻尿の70~80％は夜間多尿が原因であると海外での報告が相次ぎ、現在は日本でも主流の考え方ですが、これはあくまでも治療する前のことであると思っていたのですが、治療中もかなり継続していると思われています。２０２３年1月、夜間多尿の講演会で質問にたたち、演者に70~80％の調査内容を聞きましたが治療前とし、診療による改善のデータは一般的に無さそうで、散発的に生活指導で成績が良いという発言が多いだけで、その具体的な内容は、ガイドラインに従ったもののようで、はっきりしたデータはまだないようです。当院では、治療当初からから夜間多尿について意識することはありません。なぜなら、まず、泌尿器科の内服治療で改善しないものでも生活指導で夜間多尿の多くは消失してしまうからです。なお夜間回数が多い人に確認すると、原因が中途覚醒と思われる場合が多いのです。排尿日誌で調査するまでもありません。中途覚醒を除く夜間頻尿のきっかけとして、夜間多尿については、「見せかけ」、「本当の夜間多尿」とに分け、後者を「二次的」と「抗利尿ホルモンの欠乏」によるものに分ける必要があると考えます。

▼見せかけの夜間多尿

血液移動の仕組みからわかるように、活動水準をあげれば深い睡眠の増加と睡眠時尿量の減少がもたらされます。よって生活指導の根幹は消費エネルギーを増やし、活動水準を上げることで、「見せかけの夜間多尿」を改善できます。

抗利尿ホルモン	心房性Na利尿	無呼吸症候群
浅い睡眠	**夜間多尿**	高齢者生体機能
下肢浮腫	冷え	水分多量摂取

老化に伴い生体機能的に夜間多尿となる理由は、①筋肉量の低下と保水力の低下、②深いノンレム睡眠の減少、③皮膚血管の自律神経の反応鈍化、④代謝量の低下で熱放散が起きにくい、⑤座位の長時間化や昼夜逆転、などがあげられます。これらは、筋肉量を増やし、汗をかくようにして活動水準を上げ、しっかり食事を取れることが可能であれば、改善していきます。能動的に汗をかくことは、体と外界との間の温度勾配を整えて冷えとうつ熱対策になり、中途覚醒を減

らします。体内温度環境を安定化して季節変動にも対応することに役立ちます。見せかけの夜間多尿は、生活指導で活動水準を上げるようにすれば尿量を正常化し、夜間排尿回数を減らすことが可能と考えます。初診時では夜間多尿かもしれませんが、治療（内服＋生活指導）していけば自然に消失していくために、「見せかけ」のものといえるのです。これらの夜間多尿のキーワードは、ここでは冷え、浅い睡眠、高齢者生体機能ですが、「高齢者生体機能」因子のキーワードがほぼ誘因となります。まず、代謝を上げ、深い睡眠をとることが重要です。しかし、尿量管理については、代謝の上がっていない状態では十分に管理する必要があると考えます。

代謝を上げておくと抗利尿ホルモンの分泌促進に役立つことも考えられます。老化による生体機能の劣化で血漿浸透圧が上がりにくくなって、抗利尿ホルモンの反応が低下していることもあります。日中に代謝を上げておくと熱放散の傾向となって血漿浸透圧が上昇し、脳にある受容体は保水のセンサーとして抗利尿ホルモンの分泌を促進すると推定されます。高齢者は特に午後から晩御飯までの間に深部体温が十分上がらないので活動水準を上げる必要があります。それは、睡眠前まで深部体温を下げないことを意味します。それが達成できなければ、入眠時の深部体温の急降下によるリセットが高齢者では不十分であるために浅い睡眠が多くなり、熱放散、発汗が不十分となり血漿浸透圧が上がらず抗利尿ホルモンも減って夜間多尿の傾向になるのです。これが見せかけの夜間多尿の正体であると考えます。

この見せかけの夜間多尿に対し、抗利尿ホルモン薬を処方したとしたらどうなるか推測してみます。利尿が効いた状態で使えばそれなりに夜間多尿は改善するかもしれませんが、効果は自己管理次第のため不安定でぶれやすく、一時しのぎの処方となると考えます。見せかけの夜間多尿は、夜間睡眠時の体内水分量の過剰で慢性的に血漿浸透圧が低めに維持されており、抗利尿ホルモンは分泌能力と効果はあるものの低く抑えられ軽い利尿状態となっていると推測されます。その状態で薬が投与されると効果はそれなりに出ると推測します。しかし、代謝亢進でも「見せかけの夜間多尿」が改善するので、代謝水準が上がると必要がなくなり、一時的な投与で終わってしまうことが多いと思います。そこが後で述べる、真の夜間多尿ではこの薬が無いと効果が持続しません。よって、この「見せかけの夜間多尿」をまず、代謝水準を上げて生活指導で改善させ、ふるいにかけた夜間多尿に対して抗利尿ホルモン薬を使用するのが効率的であると考えます。そこで質の良い生活指導が必要になってくるのです。しかし、どうしても中途覚醒、生活習慣などで両者の判別がつきにくい場合も残ると思います。

浅い睡眠、水分多量摂取による夜間多尿

浅い睡眠は冷えによるもの、うつ熱によるものの2通りが考えられます。冷えによるものは熱放散、発汗が少なくて血漿浸透圧が上がらない場合で、尿量が多くなります。一方、外界温度が高く温度勾配がゆるいためのうつ熱状態では、脱水気味で血漿浸透圧は高めに推移すると思われ、尿量は少なめと考えられます。後者は中途覚醒が起きやすくなり、熱中症の前兆の場合もあります。日常生活の中でも自律神経のために不眠や浅い睡眠になることもありますが、その場合でも深部体温の急降下が起こらず、体内の保水量が多ければ多尿になります。低比重で色が薄い尿が出る程度で多尿傾向がわかります。

水分多量摂取の場合も血漿浸透圧が低くなるため抗利尿ホルモンの分泌を抑えて水チャンネルからの吸収を減らすため、尿量は多くなり、その上寒冷刺激があれば寒冷利尿でそれに拍車をかけます。心理的要因にせよ、内科指導による医原性にせよ、水分多量摂取は昼夜関係なく多尿になるのです。腎臓病や脳梗塞、心臓病などの循環器疾患を治療中の患者では、内科医から夜も水分多量摂取を強く勧められている場合がかなりあり、その指導

は飲み過ぎなどの夜間多尿などかまってくれません。命の方が大事と言われれば諦めざるを得ません。ＣＫＤの重症度分類（ＣＫＤガイド２０１２）に従った内科医の指示で、軽度の腎障害患者（ＧＦＲ区分でＧ１〜Ｇ３ａ）は予防的水分多量摂取を励行することが行われており、夜間覚醒時の度にノルマとして水分摂取をする患者もいます。この指導については賛否が分かれています。しかしＣＫＤステージ３以上では過度な水分摂取は低ナトリウム血症の原因となることもあるとされており、水分多量摂取は推奨されていません。軽度の腎障害のみに予防的に多量摂取を励行することが一部でみられ、混乱があります。こうした医原性の夜間多尿が避けられない実例もあります。その時、内科で夜間頻尿を訴えると専門家に受診してくれと言われたという患者もいます。そのケースに対しては、「内科医は疾患優先で尿量までは配慮してくれません。尿の色を見て薄ければ必要以上に飲む必要はないし、自分が困るだけですよ。その場合は尿の色をみて判断したらどうですか？」と答えています。一般的には、夜間の飲水はしないので日中よりは血漿浸透圧は上昇して保たれますが、起きるたびに飲水すれば睡眠時のメリットはなくなります。ただし熱放散傾向が続き体内の保水量が少なければ、血漿浸透圧は下がらず、それほど多尿になることはないと考えます。

二次的な夜間多尿

これに抵抗し、改善しない症例の一部が「本当の夜間多尿」の症例です。真の夜間多尿症例は、夜間の後天的で恒久的な抗利尿ホルモン（ADH）の欠乏が原因の場合であり、2次的なものとしては、心臓の睡眠中の負担による心房性ナトリウム利尿ペプチド（ANP）で夜間の尿量がどうしても増えて夜間回数が減らない場合、心不全で脳性ナトリウム利尿ペプチド（BNP）が高い場合などがあります。前者が真のホルモン欠乏による夜間多尿に相当し、抗利尿ホルモンの補充として夜間多尿治療薬を処方します。後者は、高血圧などの内科疾患や無呼吸症候群があればそちらの治療が優先され、下肢の浮腫を伴う心不全治療や下肢の挙上を行います。泌尿器科クリニックでは病院に比べてそんなケースは少ないです。

抗利尿ホルモン欠乏

当院通院患者で抗利尿ホルモンを眼前に服用し、効果があって継続している人は、通院する排尿障害患者の約5%ぐらいで少ないのが実情です。ホルモン欠乏が原因である場合には、その薬剤効果は絶大であり、反応がわかりやすく継続希望者が多いはずです。対象症例の絞り込みは排尿日誌で行います。適応として腎機能とナトリウム電解質の確認が必要で、副作用防止のため夜間の厳重な水分摂取の自己管理が必要です。当院では最後の選択肢として処方することもあります。ＮＰｉ（夜間多尿指数）が33％以上といわれますが、50％を超えていれば確実です。そして1回の夜間排尿量が２００cc～３００cc以上の症例が多いと感じています。

最近でも夜間頻尿の70～80％程度（初診時の話？）が夜間多尿に起因すると、海外文献を理由にいわれていますが、ほとんどが「見せかけ」の高齢者生体機能からくる夜間多尿が多く含まれていると考えます。このような夜間多尿は生活指導で改善が可能と考えます。夜間多尿治療薬の治験に参加した感触と治験結果からもプラセボ効果が高いことがわかっています。その薬の副作用防止のための厳重な適応選択や日常生活への注意事項で脱落者もあってか、全国的にみても、当初期待されていたほどには抗利尿ホルモン剤の消費量は多くはないようです。ホルモンの後天的で恒久的欠乏による真の夜間多尿であれば、内服を外せば元通りになり悪化し欠かすことはできないはずです。それが本当の分泌低下であり、代謝でも改善不可能な症例です。

当院での抗利尿ホルモン製剤の使用状況

当院では、十分な生活指導で代謝を上げてもなお残ると予想される症例にのみ、抗利尿ホルモン剤であるデスモプレシンを処方しています。２０２３年３月の時点で過去３ヶ月間に評価可能なデスモプレシンを処方した患者の集計では、わずかに21例があり、有効18例、効果不安定2例、必要がなくなり中止した1例でした。そのほとんどが前立腺肥大症薬や過活動膀胱治療薬のいずれかか両者を併用しており、併用無しはわずか3例でした。有効例のうち6例は50㎍、９例は25㎍、２例は12・５㎍、２例は12・５㎍隔日投与でした。ごく少量の投与でも著効がみられています。処方で得られた夜間排尿回数は０～１回未満が4例、１～2回未満が10例、２～3回未満が6例、３回以上は1例でした。平均年齢は79・７歳で、１年以上の処方を受けた人は12名（57％）でした。夜間多尿症例のＮＰｉ（夜間多尿指数）は典型的なものは40～50％以上で、夜間排尿回数は3回以上、１回尿量３００cc以上、夜間尿量１０００cc以上でした。ＮＰｉが40％未満で不安定な症例については、日中の多飲傾向で低く出ることもありますが、夜間尿量、１回尿量が少な目であれば、見極めが必要であると思っています。高齢者は過活動膀胱の合併がかなり多く、デスモプレシン処方の前段階で多く使用し、ある程度の夜間回数改善が得られていたが夜間多尿が出現して使用する症例が多く、また後からの追加使用もあります。また、デスモプレシンの効果も様々で50μgでも効果不十分の症例から、12・5μgで効果著しい症例までありま す。

この中で特徴的な例を示します。この症例は毎日ジムでハードに筋トレをしている元気な82歳の男性で活動量が多く、投与前は1日尿量は約2400～3000cc程度、血清Naは138mEq／L、Np・iは50～60％でした。バゾプレシンの誘導体であるデスモプレシン25㎎錠を処方したところ2ヶ月後に血清Naが127mEq／Lになったため、いったん休薬。その後25㎎錠の半分、わずか12・5μgをしかも2日に1度、眠前に服用させました。夜間回数を記録させたところ、夜間回数は服用日は0～1回、非服用日は3～4回と極端な効果が出ました。排尿日誌から0回の時の1日尿量は約800ccでした。この患者さんは日中の代謝水準が高いため、服用日は深い睡眠におちいり中途覚醒がないために0回となっていると思います。非服用日は1日尿量はやはり3000cc以上で、夜間産生尿量は2000ccを超えていますが、夜間の飲水は原則していません。なお、1日の飲水量は1500～2000ccほどです。このように、血清Naが低めで低ナトリウム血症を起こしやすいため、ほんのわずかなデスモプレシンの量である12・5㎍を投与しても著しく効果をあらわすような患者さんが存在するのです。これまでに当院では最低3例は経験し治療継続中ですが、これだけの効果があれば薬なしでは困惑する気持ちがわかります。これは血清Na値がやや低めの夜間多尿症例では、なぜか入眠後に中枢へのホルモン分泌抑制がかかっている可能性が考えられます。しかし、低Na血症は必ずしもホルモン抑制がかかっているとは限らず、限定された一部の症例のようです。「真の夜間多尿」の全般において、なぜ入眠後からホルモン抑制が発生するのか具体的なメカニズムはいまだにわかっていません。入眠後に視床下部と下垂体間のホルモンの軸索輸送に問題が起こったのでしょうか？　「真の夜間多尿」はホルモン剤の安定処方量の違いからみてもいろいろなタイプがありそうです。「真の夜間多尿」の深淵を覗く程度しかできずにいるのが現状です。

当院ではデスモプレシンを処方する継続例は、対象患者の5％程度と今のところ多くはありません。が、全てが先の症例のように反応が著しいわけではなく、反応のやや劣るケースもあります。この薬では中途覚醒、浅い睡眠や不眠があれば夜間排尿回数としては1～3回になる可能性があり、効果をもっと見極める必要があると思います。第一覚醒排尿が入眠後からどれくらい経っているのか、その時の尿量がどれだけかを調査し、排尿回数がぶれた原因を知る必要があると思います。また、中途半端な生活指導で夜間多尿と判定すれば、使用例も多くなるし、デスモプレシンの切れ味が悪くなってしまうと考えます。

［五］　のまとめ

高齢者の生体機能

- 高齢者ほど体と向き合う必要があります。キーワードから見れば、意欲、代謝を支える筋肉・運動量の低下、季節対応能力の低下などによって浅い睡眠が増えることです。
- 改善意欲無く座位時間が長くなると生体機能が低下し、食欲低下、筋力低下で昼夜逆転しやすくなり、プレフレイルになったり、膝関節、歩行機能の低下でロコモ、サルコペニアの徴候が出ると、夜間頻尿に抵抗性が強くなってきます。
- 高齢者生体機能にとって最も重要なのは代謝が低下することであり、それがいろいろなところに影響を与えており、その機能低下で夜間頻尿が引き起こされます。
- 日常のブレインワークが減ってくることが、認知機能の低下を引き起こします。興味を持って学びの行動や社会参加も減らさないことが日常生活の改善につながり、ルーチンワークも先細りしないと思われます。

代謝は体に何を起こすのか

- 体内では特に筋肉と肝臓、脳などで、その細胞内ミトコンドリアがブドウ糖から「生体のエネルギー通貨」と呼ばれるATPを作り出します。それを消費することで熱エネルギーを産生しています。ATPを消費して熱エネルギーを産生している場所は、安静時では筋肉の収縮や肝臓内の代謝、そして脳がその役割を果たしています。熱エネルギーを供給するためには、筋肉量、運動量と食事を落とさないようにして頭を使う必要があります。
- 生きることで代謝する消費するエネルギーは、基礎代謝（体力）、生活活動代謝、食事誘発性熱産生に分かれます。よって、熱エネルギーを生み出す場所は、主に筋肉と、肝臓をはじめとする消化器官です。安静時代謝量のうち、肝臓、脳、筋肉が約20％前後の消費を占めており、脳の消費は意外と多いのです。
- 熱移動について、血液移動によって熱放散、発汗が起こり、睡眠と尿量にどのように関与しているかの仕組みが大切です。

- 血液の内臓から皮膚への移動の調節には、動静脈吻合（ＡＶＡ）と交感神経が関わっており、熱放散、発汗を調節、保熱、保水の調節をしており、重要な仕組みです。
- 筋肉を使って運動することで熱エネルギーを増やし、また、食事をとって栄養・熱量を産生することで、血液移動、血液配分が行われています。そして熱放散による発汗・蒸発が起こり、体温調節をしています。
- 運動すると、血液は筋肉に集中し内臓、特に腎臓への配分が減り、さらに抗利尿ホルモンの分泌刺激で尿量が減少します。そして余った熱エネルギーは皮膚へと運ばれ熱放散を起こします。活動水準を上げると、このような傾向が出てきます。このような血液配分は生体の機能を発揮する時に集中的に使われます。運動時では、皮膚だけでなく心臓や脳の血液量も増加します。
- 暑熱下でも同様の熱放散が起こりますが、外界温度が高く温度勾配がゆるいと十分放熱できず、体内に熱が残りうつ熱になります。よって、この場合では能動的な運動による発汗や環境温度の調節で外界との間に適切な温度勾配を作ることが必要です。熱放散が不十分であれば、うつ熱状態となり、中途覚醒が増え、脱水があれば熱中症の危険さえも出てきます。

- 睡眠時にも同様の血液の分配がある程度起こって機能しており、各臓器にもその影響が及んでいます。すなわち、深部体温の調節によって深い睡眠で熱放散が起こると、皮膚への配分が増える一方で腎臓への配分は減り、発汗・蒸発が増え、血漿浸透圧を介する抗利尿ホルモンが増えて尿量は減少すると考えられます。
- 日常生活の代謝や入眠リセットの程度によって睡眠パターンが決まり、発汗・蒸発と尿量が変化します。これが代謝と夜間尿量のつながりです。
- 運動は抗利尿ホルモンの分泌刺激になります。運動で代謝増進すれば深部体温を上昇させ、熱放散、発汗が多ければ血漿浸透圧も上昇し抗利尿ホルモンも上昇するというわけです。
- こうした生体機能に加え、熱放散、発汗、蒸発の程度によって血漿浸透圧が変化し、抗利尿ホルモンが関与して尿量が決まるのです。血漿浸透圧の日内変動パターンに注目しています。深部体温の入眠時リセットで血漿浸透圧が上昇し、早朝から徐々に下降して起床時に急降下リセットするパターンを仮想しています。これで、抗利尿ホルモン、尿量が決まるのです。

- 深い睡眠には適切な温度勾配が必要です。傾斜が大きすぎると熱放散が止まり早めに反射的に保熱を起こして「うつ熱」傾向となり、少なすぎても熱放散の処理ができずに「うつ熱」になり、いずれにしても眠りが浅くなります。
- 保熱を起こし熱放散が減ると尿量は増えます。従って、外的環境からの影響に対応していくための生体機能と前向きな姿勢が必要で、暑熱順化、寒冷順化が必要なのです。それが眠りにも影響します。

代謝（活動量）を増やそう、高齢でも代謝を上げられる入浴の効果

- 良い睡眠すなわち、深い睡眠をとるには代謝（活動量）を増やさねばなりません。高齢化により、体力（基礎代謝量）や食欲も衰え、消化器官の機能も低下して熱エネルギーの産生も消費も下降していきます。
- 高齢者は下肢の筋肉、特に大腿四頭筋から衰えやすく、筋肉が脂肪蓄積や繊維化するなどの変性が起これば、筋力が落ちてきます。そのためには歩行、スクワットなどの運動が欠かせません。
- 長期戦略としては、筋肉量を増やして基礎代謝量の向上を図り、日々の行動水準をあげ、食欲を落とさないことをルーチン化することが重要です。その積み重ねで基礎代謝量、すなわち体力気力の維持、向上を図ることが望まれます。体力があれば対応力が強くなります。

- 短期の戦術としては、深部体温の日内リズムを念頭に置き、タイミングよく運動や入浴をとって入眠時の条件を揃えるような生活をすることです。長期戦略で得た基礎代謝量が多いほど、短期的なタイミングの効果は現れやすいので、その1日の運動を習慣化して積み重ねていくことが大切です。また、入浴は日本の文化ですので、その効用をよく理解して有効に使いましょう。入眠時に冷え切っていれば、水の泡です。
- 意欲がなくなり無為に長時間座位が多くなると、それは精神的にも肉体的にも劣化していきます。認知症、ロコモ、サルコペニア、フレイルへとつながり、夜間頻尿に対して生活指導は効果が出なくなることの認識が必要です。その場合、生活のリズムを作るためにデイケア、デイサービスの通所が最適です。

それでも改善しない手強い夜間多尿もある

- 代謝を上げ、高齢者の生体機能を補完して浅い睡眠を減らして深い睡眠を多くし、季節対応して適切な水分摂取をすれば、「見せかけの夜間多尿」は消失します。それには深部体温を急降下させて熱放散、発汗を促し、血漿浸透圧を上昇させて保水状態を作り出す必要があり、その時に抗利尿ホルモンが増加してその夜間多尿が「見せかけ」であったことがわかると考えます。
- おそらくCKDの重症度分類（CKDガイド2012）に従った内科医の指示で、軽度の腎障害患者（GFR区分でG1～G3a）は予防的水分多量摂取を励行することが一部で行われており、夜間覚醒時の度にノルマとして水分摂取をする患者もいます。これは医原性の夜間多尿、夜間頻尿であり、手の出しようがありません。
- それでも改善しない手強い夜間多尿もあります。当院のようなクリニックでは10％未満ですが、夜間の抗利尿ホルモンの欠乏、無呼吸症候群や心不全など、心房性Na利尿（ANP）や脳性ナトリウム利尿ペプチド（BNP）が高い、等の原因がある場合は、それに対する治療を行ってもらいます。

- 夜間の抗利尿ホルモンの欠乏による夜間多尿として治療に入れるのは対象の5％前後です。これらの症例は内服を中断すれば、効果が後戻りになってしまう可能性が高いはずです。そうでなければ、少なくともホルモンの一時的な欠乏であったことになります。
- 当院でも抗利尿ホルモンを投与し、著効例を経験しています。わずかな投与量でも劇的に効果があり夜間回数が0〜1回になりますが、中断するとたちまち回数が増えます。
- 効果については症例によって様々な程度があり、軽い効果では長期継続は続かず、詳細不明な部分が多いです。やがて改善したため服用しなくなって抗利尿ホルモン剤の服用を希望で中止してしまう症例もあり、症例の中には、「見せかけの夜間多尿」が混ざり込んでいるため、適応症例は絞られると思います。
- 中途覚醒があると、排尿行動を伴いがちで回数的にはあまり改善しません。これで中途覚醒が夜間頻尿にとっていかに障害になっているか、いかに厄介であるかが理解できます。

[六]

夜間頻尿改善法のまとめ

この章の流れ

［六］章では、まとめとして、睡眠と尿量の管理には活動水準を上げ、季節に対応していくことの重要性を述べました。その対応は、季節によってアプローチが変わること、患者さんの持つべき目標値を年齢別に設置し、普段のルーチンワークの大切さを認識することが重要です。夜間頻尿は高齢者の危険信号、高齢者の健康のバロメーターとなるため、早めに夜間頻尿を増やさない生活習慣の改善に取り組むことを提案しています。そして、理想的な1日の過ごし方についても考えてみました。

全体の流れのまとめ

肉体的にも精神的にも、60代後半以降の高齢者は、病気の矢が降り注ぐ戦国時代にいるのと似たようなものです。しっかりした盾を持って生き抜く目的と意欲が必要であり、そして年々その盾も消耗していきます。日々のルーチンワークを持ち、それを支える体力、気力も維持していかなければなりません。夜間排尿回数は健全性のバロメーターになります。この本で読んだことはしっかりした盾の一部になると信じています。

1. 活動水準の向上がカギ

ここでは、活動水準を上げる生活指導、自己管理について考えます。また、季節によって適切な体作りと運動で活動量を減らさないようにすることが、夜間頻尿の改善につながることについて述べていきます。

▼睡眠管理と尿量管理のための活動水準を上げる生活指導

睡眠管理と尿量管理は患者さん自身が日常生活で自己管理する必要があります。当院では自己管理を助けるための生活指導を行っています。その指導が成功するには、生活の目的意識、改善意欲を持ち、何故夜間回数が多かったのか少なかったのかをふりかえってみて、学習し、自己管理を身につけていくことが必要です。最初は睡眠管理と尿量管理を別々に指導していましたが、オールシーズン絶えず活動量（代謝）を減らさないことがこの二つの管理の根本であることに気づきました。それは、代謝量を増やせば尿量管理もかなりついてくるのです。現在では活動水準（生活活動代謝）とそのタイミングを中心に絞って中短期的に生活指導をし、長期的には基礎代謝量を増やすことを期待します。そういう意味ではジム通い、運動習慣なども大切です。このようなルーチンワークの積み重ねがあれば、80代後半、90歳になってもやせずに元気で過ごすことが可能になるのです。筋肉は裏切らないというフレーズをよく耳にもします。

尿量管理に関しては、水分抑制をするよりも活動水準を上げることに比重をおく方が、いろいろな面で効果的です。少々水分が多くても血液移動（熱移動）や熱放散がすすんでいればそれほど尿量が増えることなく、水分多量摂取の影響を最小限に止めることができるからです。水分摂取と活動水準は尿量産生に関して相対的な関係にあります。その優劣は、尿の色である程度判断できます。ただし、必要以上の水分過量摂取や入眠前のアルコール、カフェイン飲料は避けるべきです。以上より、活動水準は重要であり、尿量管理より睡眠管理の方を優先した方が結果がついて来ます。

オールシーズン絶えず活動量を減らさないように生活すると、なぜ夜間回数を減らせるのか？

代謝、活動量（消費エネルギー）は年を経るにつれて一般的には減っていきます。高齢者の生体機能の現象としては筋肉量が減って体が冷えやすくなり、外部環境に対する反応速度が鈍化し、筋肉と共に保水能力が落ちて発汗、皮膚の血行も減少していきます。これを少しでもカバーするために、夏に対応するには暑熱順化を5～6月ごろからしていくと効果があります。すなわち、歩行などの有酸素運動で発汗を起こしやすい状態に持っていくことです。そして運動で産生される熱エネルギーが深部体温を上げて深いノンレム睡眠が得られます。ぐっすり寝ることで尿量も中途覚醒も減って夜間回数も減ります。冬に対応するには9～10月頃に体力作りをして寒冷順化しておくべきです。冬は筋肉からの熱エネルギー産生が増える時期で、筋肉量が少なければ体温が奪われて冷えやすく抵抗力の低い状態になります。環境温度を調節しても、活動水準をあげなければ浅い睡眠が多くなります。

暑熱下では、環境温度を整え、温度勾配を作り寝床内温度を最適にすることで快く眠ることができます。深い睡眠がえられる時に、四肢末端に血流が多く流れ込んで蒸発（や不感蒸泄）が増え、尿量は濃縮されて減少します。温度勾配の傾斜が低すぎれば、熱放散が不足してうつ熱となり、中途覚醒が増えてしまいます。

一方、冬場、気温差の多い季節では冷えやすく、寒冷刺激（1～15℃）で皮膚血管の収縮が起こります。寒冷暴露すると血管が収縮して保熱状態になり、寒冷利尿で尿量増加が起こります。熱放散が不十分となり入眠時に深部体温が十分に下がりません。そのため浅い眠りにもなり中途覚醒を起こしやすくなったり、膀胱刺激による尿意覚醒も起きやすくなります。しかし、部屋の温度や寝具など寝室環境を整えれば冬場はそんなに心配はありません。夏場よりも冬場の方が調節しやすく、睡眠もコントロールしやすいのです。ただし、一旦寒冷暴露されると1~2時間は温めても元の状態にはなかなか戻らず尿量も増えやすくなり、ぐっすり眠れません。

季節的変化に合わせて普段から運動など活動水準を上げておき、入浴でも体を温めます。すると適切な温度勾配で熱放散が起こり、入眠時から深部体温が急降下して深い睡眠と尿量減少が起きるのです。睡眠で熱放散し、血漿浸透圧が上昇して抗利尿ホルモンが分泌されると推定できます。そして、夜間回数が減るのです。環境温度と体温との間の温度勾配を調節することによって睡眠パターンが適切になり、睡眠と夜間尿量に良い結果をもたらすことになるのです。

このように生体機能が夜間尿量を左右する根拠として挙げられるものに、代謝、体温調節、血液移動と血液分配、熱放散、深部体温、睡眠パターン、季節的変化などが考えられ、血漿浸透圧の刺激による抗利尿ホルモンの分泌とも関係が深いのです。また、運動が抗利尿ホルモンの分泌刺激になるともいわれ、日中の活動水準の向上が尿量の減少に貢献するものと思われます。高齢者になすべき生活指導もこれらを考慮して行う必要があるのです。

2．季節によっても改善法のアプローチは変わる

《季節的変化と生活指導》

季節によっても夜間頻尿の改善法のアプローチは変えなければなりません。生体機能の衰退した高齢者にとっては、特に気温の変化を中心として冷えたり、暑すぎたりする時の対応を心得ておかなければなりません。生活のリズムを持ちながら、体の深部体温から外気温までの温度勾配が適度になるようにイメージして生活していくことが大切です。

〈1月、2月〉この時期は、防寒を十分に施し身を守る必要があり、高齢者はある程度行

動制限せざるを得なくなり、在宅の機会が増え代謝水準が低下します。外気温に対する行動性体温調節の失敗で夜間頻尿が増えてしまう時期です。1日中寒い日が続くので服装、室内暖房、飲食物などで環境に適応できていれば安定します。寒くてじっとしがちな生活に活動量を増やすことで体の熱エネルギー量を補う必要があります。そうすれば、冷え対策と尿量増加抑制になり、排尿環境は改善します。また、冬場の寝室温度も大切です。寒冷刺激（1~15℃）で皮膚血管が収縮します。布団は重くならない程度がいいです。室温が10℃程度を下回れば防寒寝具も重くなり、寝心地が悪く眠りが浅くなりやすいです。冷えにより膀胱の刺激が強くなったり、寒冷利尿で尿量が増え、夜間回数が増えます。エアコンによる室内乾燥にも注意が必要です。冬場は15~20℃、湿度は40~50%程度が深部体温との温度勾配の形成に良いでしょう。寝具、寝床内気候の維持が大切です。できるだけ体熱だけで布団内で適度な温度勾配を作るのがベストですが、電気毛布は軽めに使用しましょう。冬場の夜間頻尿は、尿量の多い尿意覚醒や過活動膀胱症状によるものが多くなります。特に、第一覚醒排尿の時に、排尿中の時間が長ければ古い家屋のトイレは冷えますので注意してください。冷えると寝付きが悪く、睡眠が浅くなりその後も頻尿になりやすいです。秋に基礎代謝量を多くした人ほど、冷えにくい体になっています。日中は汗をかかないまでも体が熱くなる程度の活動も大切です。

〈3月、4月〉この時期は寒暖差に振り回されて、気がゆるむと体の調整に苦しむ時期です。代謝水準を上げていかなければなりません。しかし三寒四温のため防寒も必要です。体を冷やすと尿量は増え、眠りは浅くなり、夜間頻尿になります。温かい睡眠環境を整えておけば中途覚醒は少なくなります。発汗する機会を増やし活動水準を上げていく時期です。良く寝られる時期です。春眠暁を覚えず、はこの頃です。春は外出などで自然と活動が活発になり、活動水準を上げましょう。適切な温度勾配になるように衣服、寝室内環境、寝床内気候で、寝やすい環境作りを実行しましょう。

〈5月、6月〉この春先は、環境温度との温度勾配の自律調節がしやすく、エアコンが不要で睡眠環境が整いやすく快適な時期です。この時期は日中汗をかいて暑熱順化に努めるべきです。活動水準をもっと上げる行動をとり、汗腺を刺激してたっぷり温熱性発汗を起こして夏場に備えるようにしましょう。運動して能動的に汗を流す暑熱順化をすべき時期です。夏の消耗に耐える体力をつけていきましょう。そうすると、夏バテ知らずにもなります。運動で発汗をあまりしないとうつ熱傾向になり、自律神経が乱れやすく、季節への適応が遅れます。

〈7月、8月〉この時期は暑熱下のことが多く、行動抑制のために代謝が低下し、室内温度の調整（行動性体温調節）を行わなければ浅い眠りや中途覚醒が起きやすくなって夜間頻尿になります。外界と体内との温度勾配が少なくなり、熱放散、発汗が不十分で、うつ熱が残りやすいのです。暑さと湿度対策で睡眠が左右されますが、中途覚醒を起こさないように温度勾配を適切にする環境作りがポイントです。寝室温度は23〜28℃、湿度は50〜60％程度が良く、布団を被ってエアコン強めもいいです。湿度が高い時は対流を起こすか、エアコンをドライにします。寝床内気候は33℃、湿度50％がベストといわれています。質の良い睡眠を得られやすくする自己管理がとても大切です。体に熱がこもればダルさを感じ、うつ熱状態が進めば熱中症にもなりやすくなります。暑熱下ではヒートアイランド現象もありエアコンを切ると家屋に熱がこもっているために再び室温が上がりやすくなっています。それらもあって中途覚醒が発生しやすくなるため、夜間排尿回数が増えてきます。座位時間が多いとうとうと仮眠が多くなり睡眠時に中途覚醒の原因になります。日中、家に閉じこもるのはやむを得ないとして、暑さの弱まる朝夕には機を見て外出して運動し、気分転換する意欲を持ちましょう。この時期は動きが少なくなり、代謝量が減る時期です。

〈9月、10月前半〉この時期は環境温度との温度勾配の自律調節がしやすく、エアコン調整の必要が無く睡眠環境の良い時期です。外出して活動水準を上げて汗をかくような生活をすべきであり、運動の秋、食欲の秋です。寒暖差の時期に向かって寒冷順化のために、夏に落ちた活動水準を増やすための運動を開始すべきであり、筋肉をつけて基礎代謝量を増やす時期です。来るべき冷える時期の対策として体が温まりやすい状態、筋肉量を増やし放熱量を増やせる体作りをする時期なのです。高齢者であれば、家に閉じこもらず外出して、無理のないように活動量を増やす時期です。

〈10月後半、11月、12月〉この時期は、日々の寒暖差、日中の寒暖差が広がります。防寒を整えることが不十分なために、体調管理に苦労し、冷えやすく夜間頻尿も増えていきます。日夜、適切な衣服の着用で温度勾配を調節し、温度に振り回されないように心がけてください。冷えによる尿量の増加が出やすくなり、膀胱も敏感になり夜間排尿回数が増えやすい傾向があります。10月中旬からは回数頻度が増え出し、排尿症状で受診するきっかけになります。寒冷に対する順化、対応ができていなければ、季節の環境変化に振り回されて冷えやすくなります。実際に前立腺肥大症の新患が多くなるのが10～12月であり、2月頃まで続きます。季節対応に敏感であるかどうか、寒冷順化に対応ができているかどうかで差がつきます。冷たい場所で長時間座っていると前立腺肥大症が悪化することもあります。冬は筋肉からの放熱量が増えます。さらに体を動かして代謝を高めて寒冷順化を進めておく時期です。寒冷刺激（1～15℃）で熱放散が減り、保熱が起こって尿量が増加する寒冷利尿が発生します。特に夜間排尿時にトイレが寒いと、以後眠りが浅くなり寒冷利尿で尿量も増えます。こうならないためにも、トイレの後はより温かくして寝床に入りましょう。睡眠中の室内温度の変化に注意を払いましょう。

いずれの季節でも入眠前に体を冷やしてしまったら、高齢者は特にその影響が大きくなり、1日の活動努力が水の泡です。また、暑すぎても中途覚醒が多くなり、夜間排尿回数が増えます。なお、体力（筋肉量）があれば対応力があり、影響が少なくてすみます。普段から運動のルーチンワークで体力が落ちないように心がけましょう。

3．夜間頻尿回数の目標値と本人の気づき

泌尿器科診療での夜間排尿回数の目標値（当院）

月平均

- 60歳未満　　0・5回以内　（$x \leqq 0.5$）
- 60〜70歳未満　1回以内　（$x \leqq 1$）
- 70〜80歳未満　1・5回以内　（$x \leqq 1.5$）
- 80歳以上　　2回以内　（$x \leqq 2$）

何事も、具体的な目標を持って意欲的に健康志向の生活をしていけば成果が上がるものです。高齢者は夜間頻尿改善のためどう処したらいいのか、その目標値をこれまでの経験から提示し、ポイントを示したいと思います。そして気づき、学習していくことは生涯必要です。聞く耳を持ち、的確に判断していくことが認知症の防止にもなります。

医院における夜間排尿回数の目標値と潜在未治療高齢者

ここに示した一覧表は、当院で設けた治療中患者（内服、内服＋生活指導）の年代別夜間排尿回数の目標値を示しています。当院の年代別の治療目標夜間回数とは、チャレンジのため厳しめの設定をしています。この目標値は厳し目の目標ですが、80歳以上でも0〜1回を目指し維持している人もたくさんいます。当院では、希望する患者さんには記録用紙を渡して毎日夜間回数を記録してもらい、日々の生活を振り返って気づいてもらうことにしています。回数の多い時と少ない時の違いが何であったか、その理由を自分で問答し、気づき、改善し、結果を出して来院時に感想を話してもらうというトレーニングです。

高齢者の統計上、睡眠時間は6～7時間で十分です。それ以上であると入眠潜時（寝床についてから入眠までの時間）、起床潜時（覚醒しながら床にいる時間）が多くなるだけです。夜間排尿回数は、睡眠中に排尿行動で起こされた回数です。もし2回目が7時間であれば起床して動き出し、ルーチンワークを始めることです。それが心身共に健全で居続けるコツであることを、日常診療の観察で多くの患者さんに教えてもらいました。医院のある茨木市では、来院者には暗いうちから歩き出す人も多くおられ、高齢者に健康志向を持つ人の多さに驚くことが多いです。

夜間頻尿の定義では、「夜間、排尿のために1回以上起きなければならない症状」とされていますが、高齢者では1回は日常生活で正常と思われ、本人が不便を感じていなければ2回以内は取り立てて異常を指摘するものではありません。しかし、常時2回は異常の範疇に入り、改善すべきだと思います。

基本的には膀胱が収縮し膀胱頸部、前立腺部尿道が漏斗状になってスムーズで勢いのある排尿が得られます。若年者ではゴムまりのような柔軟性がありますが、膀胱は年々柔軟性が失われて筋張ってくる場合が多く、膀胱鏡でみれば粘膜下に利尿筋が浮き出して偽憩室を作る場合もあり、膀胱の敏感さや硬さが増します。膀胱頚部から前立腺部尿道の漏斗状の拡張機能が無くなれば勢いもなくなり、前立腺腺腫が膀胱に飛び出せば膀胱刺激と尿道の変形で症状は悪化します。一方で、男性で泌尿器科的な内服薬などでの調整をしていない人は、70代後半頃からは全体的に膀胱が敏感になり中途覚醒時にも尿意のスイッチが入りやすくなり、特に強めのルーチンワークを持たなければ2回が常態化してもおかしくないと思います。前立腺肥大症薬などの服用があれば、服用のない人に比べ夜間頻尿は多少なりともスイッチが入りにくくなり、回数は安定すると思います。前立腺症状がなくても、大半の高齢男性は組織的にはある程度の前立腺腺腫（前立腺の増殖）を形成していることもあり、高齢になるほど柔軟性がなくなり潜在的な症状をもつ可能性があることを知っておくべきです。最も影響を受けるのが寒暖差であり、膀胱過敏です。排尿障害を感じない人の中には、夜間排尿回数が2回は当たり前と思う人もおり、当院の目標値が高すぎると思う人もいると思います。生活に困らなければそれで良いと思われるかも知れませんが、老後の健全性を保つ目的にはならないし、自立生活を長く続ける努力を放棄していることになるかもしれません。

▼生活の注意点

- 80歳以上になると、常時2回以上を如何に1～2回にするかが、生活指導の効果を問われる目安であり自己管理の目標です。
- 入眠後3～4時間経ってから第一覚醒排尿することを目標にすれば、夜間回数が1回で済む可能性があります。睡眠時間は7時間に設定して、第一覚醒排尿後はリラックスして過ごしましょう。
- 回数のカウントは、起床の少し手前で早朝覚醒排尿する場合があり、もしそれが起床潜時（目覚めて体起床までの時間）の中であればカウントしません。睡眠が妨げられた回数が夜間排尿回数です。
- 仕事があれば、日々の目標と生活リズムがあり、体力的にも筋肉量も確保できています。引退したら、それに代わる日々のルーチンを見つけましょう。
- 仕事で生活活動水準が高めですが、引退すると自由を謳歌しているうちに目標喪失して運動量が減っていきやすいので注意しましょう。

- 75歳を超えると、維持努力がなければ筋力、運動量が減りやすいので、ルーチンワークを持ち、健康の意識、意欲を保ちましょう。
- 高齢になればなるほど病気が出やすく、膀胱前立腺の柔軟性も失われ排尿回数は増えやすいので、排尿症状、過活動膀胱症状があれば医療機関に相談しましょう。

▼基礎代謝量を維持しよう

基礎代謝量は筋肉量や放熱量（体温）の目安であり、体力、予備能力の表れです。見た目でがっしりした体型で活動的であれば年齢に関係なく、基礎代謝量、活動水準が落ちていないために排尿回数も少なめです。しっかり食べて、活動水準が高ければ、ぐっすり眠れて回数も少なくなります。ただし、筋肉量も放置すれば脂肪沈着、繊維化などの、質的変化が起こり見掛け倒しになります。油断は禁物です。

当院通院中で前立腺肥大症中心に治療している患者さんの年齢と夜間回数の関係を調べています。季節的変動もあるが80代から急に治療（内服、内服＋生活指導）に抵抗して夜間回数も増える人もいます。当院調べでは80代の定期通院者の夜間排尿回数は2回以上が45％、3回以上が10数％となり、後に、図①で示しています。90代ではもっと増えます。

その中にはロコモ症候群やフレイルになり支援、介護が必要な人がおり、代謝が落ちるために夜間頻尿になりやすいのです。生活指導を加えて2回以内にできるかがカギになります。運動と学びのルーチンワークの積み重ねで基礎代謝量が多いと、80代、90代で夜間回数1回以内という人もかなりおられます。それは、季節要因などの外部環境に対し、適応力があるということなのです。体力と学びの好奇心を維持しましょう。

4. 高齢者に関する夜間頻尿の危険信号!! 生活改善はお早めに!

高齢者の夜間頻尿の治療効果が年齢がかさむにつれて低下していく原因から、危険信号を示し、注意を喚起したいと思います。夜間頻尿は老後生活の健全性の目安です。

▼効果の出にくい症例とは?

残念ながら、治療(薬物治療+生活指導)をしても3回以上の夜間回数が残り、効果が出にくい症例があります。泌尿器科疾患だけでは解決できない、高齢者の身体的衰弱(フレイル)、筋力の衰え(サルコペニア)や運動器の障害(ロコモティブ症候群)やそれに中途覚醒が絡む夜間頻尿の症例が80歳以上から徐々に増えてきます。図①は2019年7月の先に示した統計から作成したものですが、夜間排尿回数が2回以上（1・5へ）、3回以上（2・5へ）の人は、治療抵抗性の割合が80代から急激に増えます。80代では2回以上（1・5へ）は約45％、3回以上（2・5へ）は1割を超えます。人は個々に生体機能的劣化の背景があり、それが減弱し、病気が加わって身体機能の低下が強くなれば予備能力が減り、場合によっては要介護になります。目的もなく座っている時間が長くなれば、うとうともするし、昼夜逆転も増えて夜間排尿回数も増えるのです。特に、暑熱下や厳冬下では家に閉じこもりがちで、高齢者は座っていることが多く中途覚醒が増えて夜間排尿回数が増えやすいのです。夜間頻尿の回数が増え、その夜間頻尿に対して薬に生活指導を加える術のない治療抵抗性が出てくると、ロコモ、サルコペニア、フレイルの段階に入っていることを示唆しているのかもしれません。自立生活が困難となりやすく家族も大変になり、施設入居を進めざるをえなくなってしまいます。

体力の落ちた高齢者の危険信号

高齢者はロコモやサルコペニアの状態に近づくと、動きにくくなり、座位時間が長く

図①. 薬剤＋生活指導で改善しにくい症例の年代別割合
2回以上（1.5<）と3回以上（2.5<）の症例

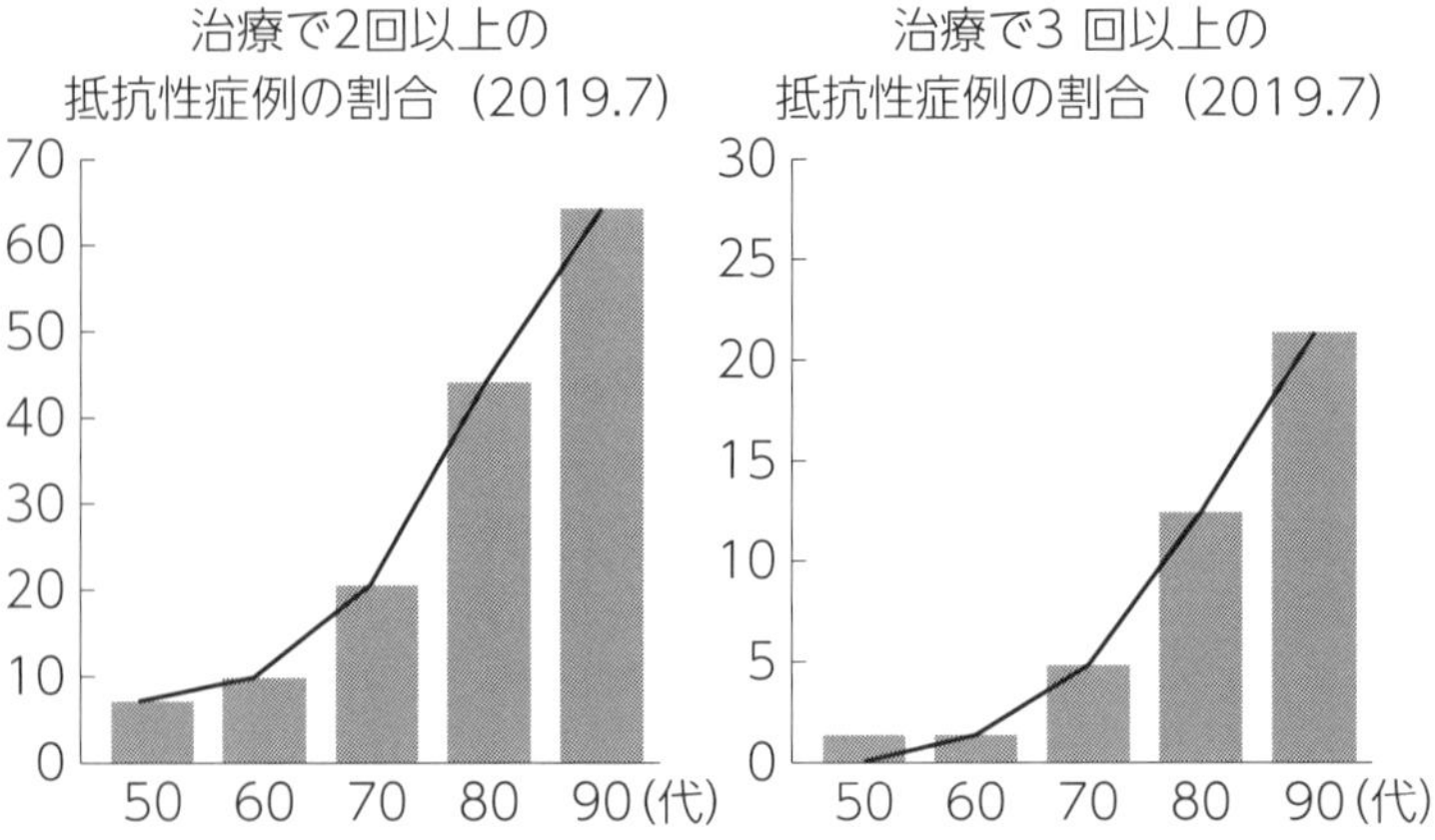

なって昼夜逆転現象が起きやすくなります。そのため、中途覚醒も多くなり、活動水準が低くて熱放散も減ってきます。そして、夜間回数が増えていくのです。意欲がなければ食欲もわかず、負のスパイラルに陥ってしまいます。座位時間が長くなり夜間頻尿が3～5回に増えてくると、健康生活の限界であるプレフレイルの危険信号です。昼間、外出することもなく無為に座位時間が長くなり、うたた寝もあって昼夜逆転現象が起こり、食欲がなくなり瘦せ細ってくるきっかけになります。特に目的、意欲が減退した独居の人は要注意です。活動水準の低下と昼夜逆転で中途覚醒が増え、夜間頻尿となるのです。このプレフレイル状態

を少しでも改善するには家人の協力やデイサービスセンターなどの通所が必要です。それは、生活にリズムをつけて、体を動かし、少しでも社会参加できることに意味があります。いわば体力の落ちた高齢者の学校です。当院では夜間頻尿が増加した時に患者さんの生活内容を聞きただすと、先の同じ現象が起こっている場合が多く、未だの人にはデイケア、デイサービスセンターに通所するように多くの患者さんに勧めています。少しでも動くことによって、体や意欲の活性化もえられます。運動器具の設置など体を動かせるデイケアセンターもあり、目的に合った施設への通所が良いでしょう。通所していない日時は、通所している時と同じようなリズムで予習復習をして生活をしていけばさらに効果が出るでしょう。夜間頻尿はオムツをしてしまえば、それが多くても困らないと蓋をしてしまうのはどうかと思います。生活の質が悪くなり、生活努力が失われてしまいます。自由な自立生活を少しでも長く続けたいなら、目的意欲が必要です。

5．はやめに生活改善に取り組もう

高齢者の生活が崩れ始める予兆は、ルーチンワークを見失い、夜間頻尿が治療抵抗性となって回数が増え、脆弱化が始まる時です。それに対する対抗策について知り、実行することは、自立生活を継続したいならば欠かすことはできません。

▼ルーチンワークは早めから

老化の進行を遅らせるために、不可逆的に生体機能が劣化しないように、代謝は増強あるいは維持しておかなければなりません。そのためには60代から基礎体力増強、基礎代謝増強に取り組むべきです。ジムとかゴルフなど、運動習慣のルーチンワークに取り組むのは、退職前から実行するのがベストであり、仕事の出勤、帰宅の運動リズムを退職後も継続し、基礎代謝量を維持、増進してください。なぜなら、退職後に思いつきの行動生活に終始していると、生活リズムが壊れ、やがてはダラダラ生活が続く傾向があり、特に生活習慣病から心臓疾患や脳疾患が発生したり、癌の発病など、病魔に襲われる頻度が高くなるのが70代です。これらに罹患すると急激に体力は落ちる場合があり、体力復活の可能性が先細りになっていくのです。遅くとも元気な70代前半からでも生活の活性化に取り組めば筋力増強はまだ可能です。膝、腰などの関節障害、歩行障害で制限が起こってくると、十分な活動が次第に困難になっていきます。自立生活を長く続けるためには早めの計画が必要なのです。70代後半になってからでは普通の人は基礎代謝量を増強するのはハードルが次第に高くなり、もともと訓練してきた人以外は可能性が低くなるからです。目的、意欲を早いうちから身につけるべきだと思われます。とにかく、1日のリズムのある生活をし、活動的なルーチンワークを持ちましょう。

フレイルが近づいた時の対処は?

フレイルのような状態になる前に、少しでも長く自立生活ができるように夜間頻尿を目安に生活改善をしておかなければなりません。筋力を落とさず、代謝が落ちないようにリズムのある1日1日を暮らすことが大切です。それが自分の持つ生体機能、予備能力を守ることになるのです。週5日以上の運動習慣で良い睡眠も得られ、夜間頻尿の状態も改善します。老化が進行した患者さんにはできる範囲の運動のルーチンワークを勧めています。とりあえずは、座位時間を減らし、立ち上がって行動し、入浴もしてリズムある1日1日を送ることとです。自宅でもできることは、できる範囲で体操、ストレッチをすることとです。早朝、午後にやっているテレビ体操を利用しましょう。体が熱くなれば効果は十分です。特に家族の理解と励ましでも支えてもらうと効果が上がります。

特にご夫婦で長命であることが一番ですが、家族の支えも必要です。老老介護のご夫婦も多く見かけますが、片方の介護が生活の目的となっている場合も多く、老体に鞭打って世話をすれば、双方に良い結果が得られます。あるいは、お互いが足らなくなった機能を補いながら生活されているご夫婦もいます。これらは辛いけど幸せなパターンです。それを支えるケアマネージャーやデイサービスなどの社会の温もりのある仕組みが有効利用できていればいいのです。独居の人は、近くに住む家族の見守りがあれば自立生活は可能です。家族のない人はなかなか精神的に厳しく、医療機関や社会の見守りで支えられていきます。やがてフレイルや認知症の兆候が出て家族が疲弊すれば、施設入居となる道をたどることになります。とにかく、治療抵抗性の夜間頻尿が1日3～5回となるのはプレフレイルの危険信号なのです。無為にじっとしている時間が多くなるのに気づけば、衰弱気味の高齢者の学校としてデイケア、デイサービスセンターに通い、生活のリズムと運動する機会を作って少しでもルーチンワーク（定型活動）に持っていきましょう。それが最後の生活改善、自己管理のチャンスです。

6．理想的な1日の過ごし方（生活習慣）

ここでは、老後の健康志向の生活習慣について考えてみます。意欲と目標を持って夜間頻尿対策のために考える過ごし方は、生活習慣病の予防やアンチエイジングにも役立ちます。１日の過ごし方を合理的に考えていきます。

1日のリズムのある理想的な過ごし方を考える

図②に提示した厚労省のｅ－ヘルスネットが勧める１日の過ごし方を参考にしましたが、若干の相違と追加があります。基本は『しっかり食べ、しっかり動いてぐっすり寝る』ことです。高齢者の生体機能からみれば、劣化していく体内環境を補う生活スタイルが必要です。目的に対する意欲を持って生活活動水準を維持し、いつの季節でも代謝をあげて熱放散の蒸発（発汗・蒸泄）の機会を持つことです。体内に熱エネルギーを作り、適度にためるには、動くこと、食べることしかありません。不足している時にさらに効果的にため込むには、入浴が一番効果的でしょう。この３つを駆使して熱エネルギーをため込み、温

図②．生活習慣の改善にルーチンワーク
厚労省が勧める「快眠のための生活習慣の1日の過ごし方」

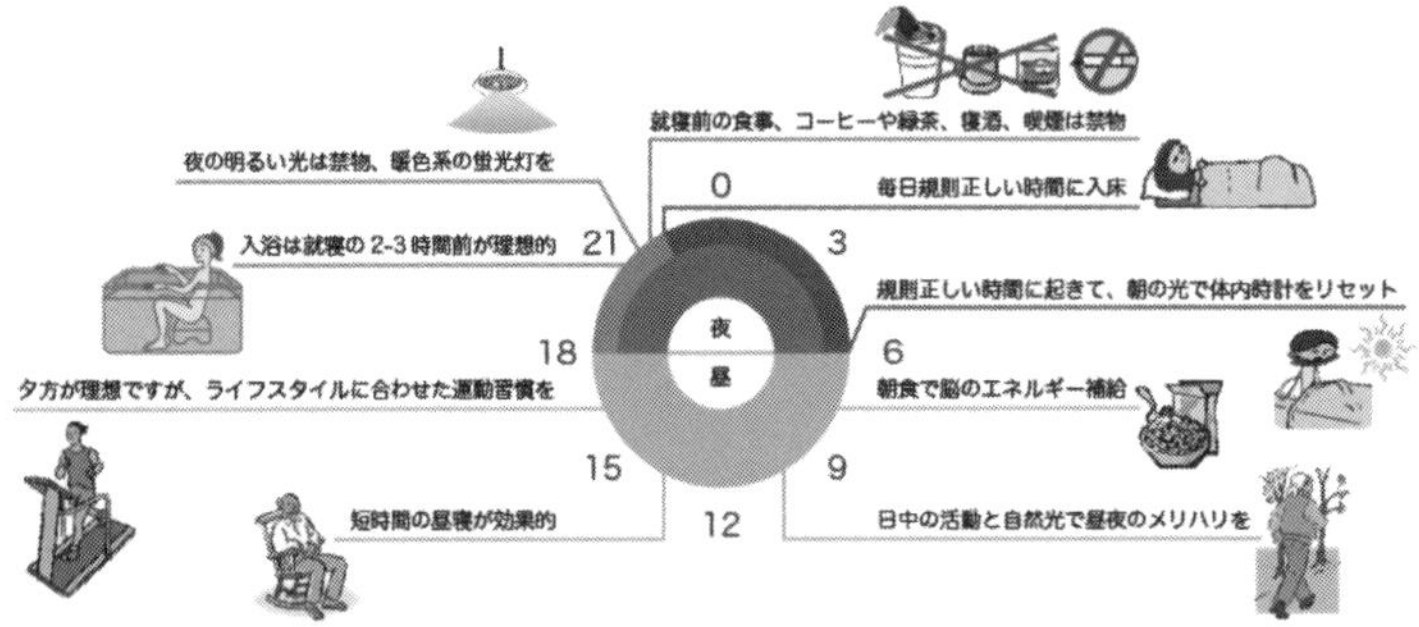

就寝前の食事、コーヒーや緑茶、寝酒、喫煙は禁物
夜の明るい光は禁物、暖色系の蛍光灯を
0
毎日規則正しい時間に入床
入浴は就寝の 2-3 時間前が理想的
21
3
規則正しい時間に起きて、朝の光で体内時計をリセット
夜
昼
18
6
朝食で脳のエネルギー補給
夕方が理想ですが、ライフスタイルに合わせた運動習慣を
15
9
短時間の昼寝が効果的
12
日中の活動と自然光で昼夜のメリハリを

独立行政法人 国立精神・神経医療研究センター（精神保健研究所・精神生理部）
http://labo.sleepmed.jp（2022年8月閲覧）eヘルスネット　厚労省

度勾配を適切に維持して入眠しやすくするのです。人の体は外界と体内からの反応で絶えず変化します。箇条書きの公式は当てはまりません。季節の変化に合わせて全身の温度勾配を調節するには、効果的なものとしてこの3つと行動性体温調節しかありません。行動性体温調節とは、衣服、エアコンなどによる温度調節のことを指します。その良し悪しでどこまで自立生活が続けられるかが決まるといってよいと思うのです。高齢になると興味が狭くなり入眠時間が早まりがちですが、認知症防止のためにも、意欲向上のためにも精神的活動も維持しなければなりません。入眠時間は午後10~11時、起床時間は午前5~6時が理想的でしょう。起床潜時は短めが良いと思います。

当院の位置する茨木市在住の人を見ると、スポーツ、ウォーキング、ジム通い、畑仕事、カラオケのルーチンワーク（定型活動）を持つ人が多くみられます。活動水準が落ちない生活を心がけましょう。また知性の面では、情報を取り込み、客観性を保ち、社会性を堅持して聞く耳を持ち続けて、自己中心にならず、できるだけ男性にとっての3つの死を遠ざけましょう。

▼精神面での維持

3つの死についてフランクに話せるのは泌尿器科であるからかもしれません。それはすなわち、男性機能の死、社会性の死、そして本当の死であり、挙げた順に失われていきます。男性機能を維持することは精神面の影響もあって60～70歳代に葛藤があり、ＥＤ薬を求める人が多いのが現実です。それと共に考え判断する習慣や社会性を確保することは、生きる上で意欲と目標設定の継続にもなり、諦めずに取り組むことも必要です。意欲と目標設定になり、認知症の予防になると思います。男性は、男性ホルモン（テストステロン）が不足すると認知機能が低下し

活動水準維持	生活リズム	高齢者生理
規則的生活	**生活習慣**	目的意欲
発汗	入浴	光浴

たり認知症が発症するといわれています。意欲があれば、ルーチンワークが低下せず、夜間頻尿も遠ざけることができます。退職後に楽な老後生活、のんびりした生活をしたいという欲求に駆られがちですが、落とし穴があることは忘れない方がよいと思います。肉体的、精神的な健全性を保ってこその老後であり、自立生活を少しでも長く続けられる秘訣なのです。エクササイズとブレインワークのバランスは、いつまで歳を重ねても可能な限り必要であり、アンチエイジングの秘訣なのです。通院中の93歳の患者さんで、足の不自由なＬＵＴＳ男性が通院されていますが、夜間回数1回です。外出はしないのに尿比重は１・０３０以上で濃く、不思議に思って元気の秘訣を問うと、頭を使う「数独」ゲームが趣味だといいます。昼間はうたた寝をすることなく散歩もせず家にいて趣味に没頭していることが多いそうです。頭を使って脳のエネルギーを消費しており、食欲が増し代謝も増進してくるのかもしれないと驚いたことがあります。その他90歳以上で元気な人は家族環境が良く、何かの脳トレゲームを実践している人が多いようです。脳はヒトの安静時代謝量のうち約20％を占め、筋肉や肝臓と同等にエネルギーを消費しています。集中するとそれ以上の代謝亢進になるのかもしれません。頭を使ってエネルギーを消費することは老後の代謝増進のためにも欠かせないのです。高齢者の自己管理については、安静時代謝の

3大消費部位である筋肉、肝臓、脳をバランスよく使い続け、生活活動代謝の水準を上げ、食欲を増進させることが大切です。そして精神的な意欲と良好な生活環境をできるだけ維持して、良い睡眠が取れて夜間排尿回数が少ないことこそ、元気で長生きのコツであると思われます。80歳を超えてくると、年々、時間を持て余して無為に過ごし、寝床にいる時間が早くそして長くなって中途覚醒も多くなります。意欲や認知能力にも影響して生活環境も劣化して不健康の兆候が増える傾向になります。診察室で様子をうかがっていると、日々の運動、食欲、考える力に対する自己管理能力を維持できなければ元気な90歳には到達できないようです。

▼代謝低下を補充する方法と注意点

代謝低下を補充する方法としては、まず、朝食をとってエネルギーを補給し活動水準をあげることが大切です。活動水準が不十分である時、「運動」や「入浴」はそれを補完する役割を果たし、深部体温を調節して深い睡眠をとることに利用できます。夜間排尿回数を減らすには「運動」や「入浴」のタイミングも重要です。運動習慣は、不眠の発生を抑えるために週5日以上が推奨されており、下肢筋肉の衰え予防にもなります。運動は、タイミングとしては、遅めの夕方に15〜30分、汗をかくか背中が熱くなる程度まで行うのが良いとされます。入浴は40〜41℃10分浸かって入眠90分前にするなどを心がけることが良いとされています。静と動のリズムのある生活で、活動水準を高く維持する生活習慣が十分であれば、少し若返ったような深部体温の調節が実現できます。深い睡眠、睡眠量が増え、入眠潜時、中途覚醒が減ります。そして夜間尿量も減るのです。家に閉じこもらず外出し、外気に触れて、光浴し、季節に合わせてできる範囲で汗をかき、体温管理をしていきましょう。室内では、できるだけ座位時間を減らし、うたた寝の時間を減らすことです。座位が長ければ活動水準が低いことを意味します。漫然とテレビを見ている時間を減らしましょう。立位で動けば筋肉のエネルギー消費量が違いますし、体が温まるほどに動くことが大事です。下半身の筋肉が落ちないように歩行やスクワットを心がけましょう。また、早朝、昼に放映されるテレビ体操を取り入れると1日のリズムも作れるしお勧めです。特に、夏場は寝苦しいことも手伝って、じっと座っている時間が長い人は中途覚醒で夜間頻尿になることが多いです。やはり、活動のルーチンワークを身につけて意欲を欠かさないのが1番です。ただし、必要以上の無理な運動は自己流でやらないようにしましょう。特に関節、腰を痛めると活動レベルが落ちてしまうので注意しましょう。なお、睡眠前に体を冷やしすぎたらその日1日の行動が水の泡です。1日の最後の詰めが甘くならないように気をつけましょう。つまり、熱エネルギーを全身にためられる運動、食事、入浴を上手に使い分け、うつ熱や冷えから身を守るのです。

睡眠のリズムを作る光浴と朝の覚醒

つぎは、間接的な役割ですが「光浴」が夜のメラトニン分泌を促し、それが概日リズムで眠気をコントロールして入眠・睡眠継続を促進します。良い習慣で体内時計を24時間にきっちりと調節すれば、規則正しい睡眠習慣が身に付いて快眠が得られるといわれています。その人の体質にもよりますが、睡眠時間は夜10時〜朝5、6時で、7時間睡眠が良いでしょう。あまり早く寝ると頭を使う時間もなくなり日内リズムも乱れ、不眠になりやすくなります。意欲と興味も持ち続けましょう。多くの人はテレビが面白くないからと言います。早朝覚醒の場合、生活習慣の乱れ、セロトニン不足によってメラトニン分泌の減少（うつ病）、心的要因などの可能性も考えられます。覚醒前後にストレスホルモンであるコルチゾールが分泌最大となり血糖値や血圧が上昇します。コルチゾールは血圧を上げ交感神経を活性化する結果、朝の尿量も増加に寄与すると思われます。朝日を浴びるとメラトニン分泌が止まり、スッキリした1日が始まります。

とにかく、目標を作り、意欲を持って活動的なルーチンワークを日々こなしていきましょう。そして社会活動に参加し、学びの好奇心を無くさないような意欲的なルーチンも持ってバランスの取れた生活を続けることが大切です。これは診察室で多くの元気な超高齢者の患者さんの意欲に触れて教えてもらったことです。夜間頻尿が正常化していれば、あなたのルーチンワークは心身共に健全性が保たれている証拠です。80代後半、90代になっても夜間回数が1・5回以内であれば日々のルーチンと気力は素晴らしく、アンチエイジングを実践している方々です。当院にも90代前半で夜間回数1・5回以内の人が20数名通院されています。老後対策の上級到達者として、目標にして行かなければなりません。

［六］ のまとめ

活動水準の向上がカギ

- 夜間頻尿改善法のまとめとして、内服薬だけでなく自己管理を併用することの大切さを訴えたいと思います。
- 夜間頻尿のための尿量睡眠管理に加えて、背景因子を考慮して、季節要因や日々の生活に影響されにくい体質改善のために、目的、目標を長期的に立てることが重要です。
- 活動水準（生活活動代謝）を向上させる日々のルーチンワークの実行がカギになります。活動水準をいつも減らさないようにするには、日々のルーチンワークを持ち、食欲を落とさないこと、座位時間を減らすことが必要になります。
- ルーチンワークの積み重ねがあれば体力、気力が維持できて、80代後半、90歳になってもやせずに元気で過ごすことが可能になるのです。そんな患者さんをたくさん見てきています。

季節によっても改善法のアプローチは変わる

- 季節によっても改善法のアプローチが変わって行きます。高齢者の動きは夏冬に行動力が低下し、家に閉じこもりがちになり、座っている時間が長くなります。
- 春秋は次の季節に向けて体を整える時期と考えましょう。次の季節を先取りし、運動による発汗を促し、食事による代謝も使い、体を活性化することをお勧めします。
- 体温の温度勾配を適切な勾配にする熱放散の生活習慣と環境温度の管理を行うことに意味があります。深部体温の日内リズムを崩さないように体を調整しましょう。
- 春は夏に向けて暑熱順化していく時期です。汗をかきやすくしておきましょう。特に秋は運動の秋、食欲の秋です。冷えに対する寒冷順化とともに冬に向けて体力づくりに努力しましょう。
- 寒暖差のある時期には、温度勾配を考え、外界気温、着衣、室内環境を調節し、寝床内気候につなげましょう。寒冷暴露による寒冷利尿が起きないように注意しましょう。

夜間頻尿回数の目標値

- 当院で診療する際の夜間排尿回数の目標値をあげてみました。それは、80歳以上でも夜間回数を1・5回以内にすることであり、2回以上を常態化しないようにするのが努力目標です。
- 当院の、ある月の各年代別の治療（薬＋生活指導）の治療抵抗性の割合を示し、年代が上がるに従って抵抗性が増し回復が遅れてくることを示しました。
- 男性で泌尿器科的な内服薬などでの調整をしていない人は、70代後半頃からは全体的に膀胱が敏感になり中途覚醒時にも尿意のスイッチが入りやすくなり、2回が常態化してもおかしくないと思います。したがって2～3回は当たり前と考えている人も多いと思いますが、生活の健全性は欠けていきます。それは代謝量が減ってきていることを示しています。

高齢者に関する夜間頻尿の危険信号‼　生活改善はお早めに！はやめに生活改善に取り組もう

- 早めにルーチンワークを身につけて生活改善に取り組み、基礎代謝量を増やしておけば、季節、環境にも簡単に適応できます。
- 内服と生活指導を行っても2回以上の人は、改善のために生活の中での「気づき」が必要であり、短期的には生活のタイミングを考え、長期的にはルーチンワークを身につけることがお勧めです。
- 内服と生活指導を行っても3回以上が常態化していれば、治療効果無しと判定しています。この場合は、その原因を見極め、他の治療の追加が適当か、生活環境の悪化が原因かを調べる必要があります。
- 座る時間が多くなり、無為に過ごす期間が長くなると昼夜逆転が生じ、プレフレイルの危険な兆候で、夜間頻尿3～5回の治療抵抗性となります。これは自立不能な介護生活への入り口です。

理想的な1日の過ごし方

- 自己管理の意識、意欲をもち、自分なりの運動や活動で筋肉を使い、食欲を増進させるルーチンワークを1日の中で作っておくことです。体内に熱エネルギーを作り、適度にためるには、動くこと、食べることしかありません。不足している時にさらに効果的にため込むには、入浴が一番効果的でしょう。入浴を含めた行動性温度調節で、季節に合わせて外界に対応しなければなりません。
- 短期的な修正として、その日に深い睡眠をとりやすいスケジュールに従って生活することです。深部体温の日内変動（概日リズム）から考えると、それは夕方から入眠3時間前までに代謝を上げる活動を行い、入浴は40～41℃10分は浸かり就寝の60～90分前に済ませておくことです。ぐっすり眠れれば、中途覚醒も減り夜間尿量も少なくなります。熱エネルギーを全身にためられる運動、食事、入浴を上手に使い分け、入眠前に冷えないようにしましょう。
- 超高齢になっても規則正しい7時間睡眠、光浴、身体を動かす時間帯、入浴効果を上げる方法とタイミングなどを利用して効率的に代謝を上げて深い睡眠を取れるようにしましょう。

- 超高齢の時点で体力、基礎代謝量を残していれば、深部体温の修正効果も得やすいでしょう。それがアンチエイジングにもなり、夜間頻尿の状態も改善するのです。
- さらに、脳を使った考える生活をすれば代謝増進のきっかけにもなり、高齢になっても学ぶ好奇心、ブレインワークは大切なのです。代謝が増えれば、夜間排尿回数にも好影響となります。
- 「生きているだけだ」とこぼす方もおられますが、終焉がどうなるかは誰もわかりません。入居生活は楽かもしれませんが、自由は捨てねばなりません。
- 最後は施設入居に関してどちらにするかの価値観かも知れません。自立生活を諦め入居生活に入る事態を遅くしようと思えば、生活を見直すしかないのです。
- 知性の面では、情報を取り込み、客観性を保ち、社会性を堅持して聞く耳を持ち続けて、自己中心にならず、できるだけ3つの死を遠ざけましょう。運動とブレインワークのバランスは、いつまで経っても可能な限り必要なのです。

最後に

クリニックという医療現場の最前線のデータを基に、夜間頻尿の原因究明と健全な老後の試行錯誤について、代謝を通じて表現したのがこの本の内容です。当院の理念として8つの因子を取り上げ目標達成シートとして作成し、それぞれに検討を加えてきました。その全体像が「夜間頻尿の正体」に迫るものであると考えています。それは夜間頻尿の原因探しのまとめです。泌尿器科疾患を除外した後では、夜間頻尿は、現在自分が持っている生体機能の内部環境が、外部環境にどれだけ対応できているかのバロメーターになるということを意味していると考えます。すなわち、環境温度と深部体温との温度勾配を調節し、その人が環境温度、深部体温、運動の生理にかなった1日1日を過ごしたかどうかが睡眠パターンでわかり、その結果として夜間排尿回数に表れるのだと思うのです。特に入眠時の深部体温の急降下は、体を明日に向けてリフレッシュ、リセットする過程を示しています。高齢者は若い人の急降下パターンにできるだけ近づけることが肝心なのです。すなわち、内部環境が衰えないように活動水準を上げるような生活をし、外部環境の変化に気づく力として適応する知恵と意欲を持ち、日々修正できていれば若い人のようなリセットに改善できるものであるといえます。深部体温と血漿浸透圧の動きによって尿量の増減が決まると考え、代謝水準を上げて夜間頻尿を改善できると考えます。夜間頻尿の問題点としては、①中途覚醒が誘引する夜間頻尿、②「見せかけ」の夜間多尿であり、これら2点の対策を生活指導に取り入れています。

次に夜間排尿回数が少ないことは、健全な老後の目安です。内部環境が対応できなくなった時は、フレイルから介護生活になっていきます。これが自立生活終焉に関する分岐点なのだと思います。よって、代謝量（熱エネルギー量）を減らさず、環境に適応する工夫をすることが夜間頻尿の解決に有利に働き、自立生活の時期を延長させることにつながると考えます。夜間頻尿を改善するには、その人の全生活が関わってくるということです。生体機能を温存して予備能力を保ち外部環境に適応していくようにしていけば、それが自立生活を少しでも長く続けられる秘訣となります。夜間頻尿の改善を目安に、健全な老後の過ごし方を今後も考えて行きたいと思います。

[七]

こんなときどうすればいいの!?

この章の流れ

［七］章では、質問に答えるかたちで、復習として各テーマごとに説明していきます。

1. 夜間頻尿で困っている人がまずすべきことは？
2. 夜間頻尿の改善目標について
3. 「先生、薬を飲んでいるのに最近夜間回数が多くなったんですが？」に対してのチェックポイント
4. 冷えるとなぜ尿量が増えるのですか？
5. 季節ごとの対応策について

①春　3～4月　②夏　7～8月

③秋　11～12月　④冬　1～2月

⑤季節の変わり目　5～6月　9～10月

6. プレフレイルの可能性が出てきた患者の場合
7. 86歳の男性患者さんの身につまされる訴え（9月）
8. 他病手術で薬が効きにくくなった!?、との質問
9. 夜間1回目の覚醒の後、寝つかれない！
10. 女性の夜間頻尿について

＊このQ&Aは当院の主観的な見方が多いとは思われますが、参考にしていただければ幸いです。

1．夜間頻尿で困っている人がまずすべきことは？

Q 夜間頻尿が2～3回あり、困っています。何から手をつけたらよいですか。

夜間頻尿の異常を感じたらどのようなアプローチがあるのでしょうか？　まず、自分の症状を知り、世間的な評価を知ってから解決を試みてください。

A 50歳以上で、排尿で異常を感じるのなら、まずは泌尿器科を受診するほうが手っ取り早いです。50歳代から、前立腺肥大症や前立腺がんは注意しておくべきです。前立腺がんの健診もついでに受けた方がいいです。夜間頻尿はがんとは程遠いですが、前立腺肥大症、過活動膀胱は頻度が高い疾患です。夜間頻尿の改善は、泌尿器科の病気や下部尿路症状（LUTS）を取り除いてから、あるいは除外してからになりますが、その症状や病気がなければ生活指導に入ります。なお、問診票（IPSS、OABSS、QOL）を用意しています。お困りの方は是非、自己評価をしてみてください。

補足

問診では、IPSS（国際前立腺症状スコア）とOABSS（過活動膀胱症状質問票）の基本から入り、排尿状態全般の程度を概観します。そして患者さんのお困り度をチェックします。

次に検査を始めます。まず、炎症症状があるかどうかを症状と尿検査で判断し、必要性があれば前立腺分泌物を調べます。炎症であれば、その治療に入り、改善させます。

炎症を除外できる場合、次に、前立腺肥大、過活動膀胱があるかどうか。詳細な問診、超音波検査、排尿機能検査、残尿測定で判定します。必要であれば内服薬で経過をみます。内服薬の処方をして排尿症状、日中の残尿、膀胱刺激症状などがコントロールできても、依然として夜間頻尿が不安定に残る場合には、生活指導で安定化し、改善を目指します。必要なら自律神経への対応も考えます。今の内服薬はよく効いて、反応も2週間以内に効果の結果が出ます。もちろん、薬の服用で症状が治るのではなく、あくまでも症状をコントロールしているのです。内服を中止すれば元へ戻るだけですので誤解しないでください。具体的に言うと、多くは前立腺肥大症の治療から入り、必要があれば過活動膀胱症状の対策をします。肥大症症状がなければ過活動膀胱から入ります。が、尿の出にくさが出れば排尿症状の改善を行います。その治療で夜間頻尿がまだ残れば、両者のバランス治療に進みます。意思疎通を感じれば排尿日誌を書いてもらいます。それに生活指導を加えても効果のない場合は夜間多尿のチェックを行います。それでも解決しなければ、生活指導の効果の出ない原因を確認します。患者さん個々の独特の生活の考え方によって実践ができていない場合もあります。プレフレイル状態であれば、それ以上の治療には進めません。

生活指導は自己管理できるまでの誘導です。内服薬を慎重に組み合わせても、個人個人の生活背景があり、効果が不安定な場合があります。それを聞き出し、夜間の多尿、中途覚醒などの睡眠障害の原因を探します。問題点を指摘し、「気づき」を与え、改善の実行をお願いすることになります。それで改善がなければ、再度、排尿日誌をつけてもらい、確認していきます。当院では排尿日誌の取り扱いについては、最後の手段として使用しています。患者さんが自発的に希望すれば、つけてもらい参考にします。

疾患がなければ、心因性か、生活習慣の可能性があり、直ちに生活指導に入ります。心因性が強い治療抵抗性であるならば、泌尿器科的治療では改善が望めません。膀胱、前立腺の薬では対応できないことを伝えて、脳の沈静化の生活指導を行い、効果がない場合は心療内科の受診を勧めます。心因性の軽いものは、静的活動と運動のバランスをとって生活し、ぐっすり睡眠できるように仕向けます。はっきりしない場合には、前立腺肥大症や過活動膀胱の薬を処方して判定する場合もあります。例えば、頻尿で切迫尿意が否定できない場合、β3刺激薬を1～2週間服用してもらい、残尿なく顕著な効果がない場合は心因性と判断します。

2. 夜間頻尿の改善目標について

Q 残尿、過活動膀胱症状がコントロールされて改善している場合、年代別に目標とすべき夜間の排尿回数を教えてください。

夜間頻尿の改善目標は、年代ごとで改善の限界があるのが普通です。代謝、睡眠、生体機能が変化していく中で、一つの目標を定めて健康のためにも意欲を持って自己管理することが大切だと思うのです。こんな目標を立ててみました。

A 元気な人であれば60歳代は0・5回以内、70代は1回以内、80代は1・5回以内を目標としています。1回の時は普通として、2回～3回の時がたまに起こることは生活上仕方がないことです。膀胱は年々柔軟性が失われて筋張ってきます。膀胱鏡でみれば粘膜下に利尿筋が浮き出して偽憩室を作る場合もあり、膀胱の敏感さが増します。ただし、回数には季節変動がみられ、早春や晩秋の冷え込みで回数が多く、5～6月や9～10月は安定期であり、夏冬は寝室の温度調節の失敗で多くなる傾向があります。

▼補足

年代が進むにつれて膀胱に器質的変化が起こり、過活動膀胱症状も増えます。夜間頻尿ガイドラインで示される疫学調査の対象は一般の人ですが、そのうち下部尿路症状は38％にみられる中で、2回以上の人は、60歳代が40％、70歳代62％、80歳代はなんと84％になるとされます。因みに、3回以上の人は60歳代17％、70歳代32％、80歳代56％にものぼります。これはあくまでも一般の疫学的な年代別のアンケート調査のデータです。

当院の実績を学会ですでに発表していますが、治療中では、2回以上は60歳代25％、70歳代34％、80歳代51％、3回以上は3％、6％、14％でした。これにより、設定を上記にしましたが、通院患者さんで80歳代で0回の人はかなりいるし、体に不自由のない生活状況の人では目標値としては無理なハードルではないと思います。夜間頻尿の改善に意味を見出せない人にとっては、この目標値をあげる必要はありません。なお、未治療の人では、夜間に中途覚醒がある場合、尿意のスイッチが入りやすい人は過活動膀胱の傾向のある人です。高齢になるに従い、切迫尿意、切迫性尿失禁の頻度が高くなることは、[一]の1で載せた統計でも明らかです。眠りが浅くなり、中途覚醒も増えてきます。

1回と2回の差は、最終的には毎日回数を記録してもらい、月の平均値で示すしかありませんん。当院でも協力的な人には日々の夜間回数を記録する用紙を渡し、後で振り返るように指導しています。もう一つの注意点は患者さんの回数をつける解釈の差でもあります。2回目の時が起きる寸前でも2回になってしまいます。その解釈で、睡眠時間が7時間経っていたら、2回目のあとにまどろんだだけ(起床潜時)であり1回と判定しています。こうした夜間回数の記録を毎日つけることで「気づき」が育ちます。中途覚醒が原因でトイレに立ったのか、膀胱が蓄尿で張って起きたのかにも気づくようになります。振り返ってみて、0回の時と2~3回の時と生活で何が違いがあったのかを考えることは、ゴルフの時、コースやグリーンの芝目を読むのと同じようなものです。そうした試行錯誤が参考になると思います。

もちろん、季節に対応する努力の程度によっても、回数が安定するか否かが決まってきます。その努力とは、運動など体を動かして代謝を上げることであり、体を季節に適応させることです。冷えやうつ熱のない体作りが必要で、絶えず汗を流すか背中が熱くなるように心がけて熱放散を一定に保つことに意味があります。

一部には、内科で水分多量摂取を強く勧められている人も多いですが、身体が冷えている時に水分多量摂取をすれば、尿が多量に産生され、頻尿になります。その時、薄い水のような尿が多量に出てきます。汗をかいている時はそんなに尿はでません。内科医はそこまで言ってはくれません。だから、尿の色が身体を動かしていても水のような色になっていれば飲み過ぎに注意した方がよいのです。心因性多飲多尿の人の一部には医原病が多く、水漬けが安全だと考えている人もいます。脳や心臓の悪化を防ぎ、腎臓をかばうためには夜間頻尿になっても構わないと信じ込んでいれば改善は困難です。

活動量と水分摂取量の相対的な関係を考慮して水分摂取をした方が良いと思います。人間の体は常に状況によって変化しています。季節による注意点を克服するには、「気づき」の力と実行力が必要です。「気づき」の力とは、目標に向かって計画し、記録して気づき、改善の学習をしていく実行力です。残念ながら意欲が無かったり、行動制限がある人は生活指導も効果が出にくくなるので限界があります。行動制限のある人は意欲で工夫すると、ある程度カバーできると思います。

［六］の3でも述べています。参考にしてください。

3.「先生、薬を飲んでいるのに最近夜間回数が多くなったんですが？」に対してのチェックポイント

Q 先生、薬を飲んでいるのに最近夜間回数が3回も行くんですが？　すぐには寝れるんですが、なぜですか？

治療経過中に、患者さんが内服薬の効果が弱くなったと訴えた場合、経腹式超音波検査で状況を確認しながら、その原因について知るために生活状況を確認のために質問する項目を挙げてみました。オーダーメイドな生活指導の基になるものです。そんな時に自問自答してみてください。

A 尿検査は正常、超音波検査で残尿も少なく、前立腺も変化ありません。薬は長期処方で効果は見られ安定していると思います。

患者さんの状態に変化は見られません。膀胱機能、前立腺肥大もよくコントロールされている人の場合は、生活状況をお聞きします。

生活で何か変わったことはないですか？　基本的な質問事項を挙げてみます。

(1)　座位時間…テレビなどで座ってじっとしている時間が長くないですか？　うたた寝は多くないですか？

(2)　生活のリズム…朝だけ運動して、その後はじっとした生活ではないですか？　生活活動にリズムを作っていますか？　昼寝の習慣はないですか？

(3)　入浴…毎日、風呂は入ってますか？　適切な入り方をしていますか？　入浴後から寝る前までにうっかり体を冷やしてないですか？

(4)　入眠前…交感神経を刺激するような行動をしていませんか？　入眠障害はないですか？　精神安定剤、睡眠薬は使用していますか？

(5) ルーチンワーク…運動などの日々のルーチンワークを持っていますか？　1日の中で汗をかくようなことをしていますか？

(6) 入眠前のカフェイン、アルコール…入眠前にコーヒーはもちろんですが、カフェイン飲料の摂取、寝酒はしていませんか？

(7) 第一覚醒時間の確認…睡眠は浅くないですか？　入眠後2時間以内にトイレに行ってないですか？

(8) 第一覚醒時の注意…睡眠の第一覚醒排尿の時にトイレで体を冷やしていませんか？その後の就寝は温かくする気遣いをしていますか？

(9) 水分摂取の奨励…内科で多量の水分摂取を勧められていませんか？　脳梗塞、狭心症、腎臓病などで、夜間の覚醒時に水分をとっていませんか？

(10) 季節対応…季節対応をした運動、それに寝方をしていますか？　寝室温度と湿度、服装、寝具に配慮していますか？

(11) 入眠前に体が冷えきっていませんか？　それまでの1日の努力は水の泡ですよ。

(12) 寝ている間に作られる尿量が1日尿量の1／3以上であれば夜間多尿を疑います。その場合、夜間1回排尿量がコップ1杯以上ですか？

▼補足

以上がだいたい質問する項目です。季節を考慮し、生活全般を見渡し、患者さんの移動状態と身体的心理的背景にも配慮することになります。超音波検査で泌尿器をチェックしながら夜間回数の詳細を問い、家庭環境もお聞きします。そこから必要があればさらに目標達成シートを参考にしながら、冷えや活動水準、睡眠管理の背景を考えていきます。どうしても会話で状況が把握できない場合には、排尿日誌をつけてもらいます。そして、薬の配合を変える必要がある場合も出てきます。当院では労力をお互いに省くため、問診が困難な場合、夜間多尿を疑う場合、生活指導が行き詰まった場合にのみ排尿日誌をつけて診断に役立てています。

4．冷えるとなぜ尿量が増えるのですか？朝だけ頻尿になるのはなぜですか？

Q 冷えるとなぜ尿量が増えるのですか？　朝だけ頻尿になるのはなぜですか？　尿のでき方を1日で考えるとどうなりますか？

これは、よく質問される事柄です。考えてみました。

A 朝は頻尿になり、尿は薄くなり量も多くなります。布団の中から寝室外へ出た時の温度差が大きいと、そんなに寒くない朝でも温度勾配によって手足が冷えて、皮膚血流が減少します。皮膚の表面温度は寒暖差が激しければそれだけ低くなり、血液は体内へと静脈還流し、かなりの血液が内臓へと移動します。そこで圧受容器が反応し、抗利尿ホルモンが減り、腎臓へ行く血液量が増え、尿量も増えます。保熱で深部体温は守られるが、朝の水分摂取によって血漿浸透圧も下がり、利尿傾向が起こると考えられます。

特に寒冷刺激が強ければ寒冷利尿が発生し、膀胱も刺激を受けて朝の頻尿が起きるのです。そのときの尿は薄く低比重です。薄い尿は尿の産生に加速度がついていることを示しています。

血液は熱を運んでいます。手足や皮膚の血液循環が少なくなると冷えを感じます。寒冷刺激（1～15℃）があると血管が急激に収縮して、皮膚血流が減るため熱放散が消え、保熱が起こります。血液の大量の静脈還流によって中心部の血流量が増え、圧受容器を刺激して反射的に抗利尿ホルモン分泌の低下あるいは停止を起こします。低下すると尿の再吸収が減り、尿量が増加します。腎臓への血液配分が多くなるために、尿量増産体制が整います。これが寒冷利尿といわれる現象です。尿の比重は低くなり色が水のように薄くなります。これが朝の起床時から朝食後しばらくの間に起きやすいので、その場合は冷えによって膀胱も敏感になり、頻尿になります。

午後は、午前中からの活動で体が温まり、深部体温が上昇するために尿量が減り、排尿間隔が空き、頻尿はなくなります。運動などで代謝が増えて手足が温まると、熱放散、発汗のために血漿浸透圧が上昇して保水作用として抗利尿ホルモンの分泌が高まります。腎臓で水分の再吸収が起こり、尿量は少なくなって濃縮して黄褐色の高比重尿になるのです。

尿のでき方の1日のリズムを考えてみます。起きた後の体温下降で利尿がつき頻尿傾向となり、午前中に活動開始で筋肉の熱産生で徐々に体が温まり、午後には尿の濃縮で排尿間隔が空いてくるのが普通です。ただし、水分多量摂取はこのリズムを当然乱します。気温上昇と活動は深部体温の上昇をもたらし、その日内リズムと共に推移し、昼から夕方、晩御飯の時まで活動水準に比例して尿量は濃縮して少なくなります。日が落ちてからは活動が減り冷えてくると晩御飯、晩酌の後からの過ごし方で深部体温が落ちてきて、血漿浸透圧が下降気味で尿量は増えてきます。寝るまでに体を冷やしていると尿量は増え、睡眠後も続きます。深部体温の急降下で次の日へとリセットすることが必要であり、この急降下の程度で夜間尿量が決まります。深部体温の日内変動のイメージを描き、特に睡眠前の1〜2時間は、体が冷えないような行動を心がけることが大切です。急降下の温度差が大きいリセットができれば、熱放散、発汗で尿が濃縮されて尿量は減り、夜間頻尿対策になるのです。日中は飲水量が適度に加わり、睡眠中は飲水しないので、入眠後にある程度の熱放散、発汗量で血漿浸透圧は高くなると考えます。高齢者では、早朝の交感神経亢進や血圧上昇、寒冷暴露、活動水準、筋肉の熱産生、熱放散などの程度、そして深部体温のリズム、水分の摂取量、睡眠の流れを時系列に考慮すると、1日の尿量の作られ方がおおよそ理解できるのではないでしょうか？

5．季節ごとの対応策について（[6]の2を参照）

高齢者は生体機能の低下を踏まえ、外界環境の季節に合わせて、入眠前の体内環境である深部体温を睡眠に適した状態に作り上げるかの努力が夜間排尿回数に強い影響を及ぼします。適切な外界と体内の温度勾配を維持するために、各季節ごとに対応を自己管理すれば、排尿回数だけでなく老後の健康づくりにも大変役立つと考えます。統計データは目安であり、人の体は個人差もあって絶えず変化しています。しかし、前立腺と膀胱の構造、機能的調節には薬が必要で、その上自己管理と合わせれば最善の効果が得られます。各季節への対応をみていきましょう。

①春（3～4月）3月15℃、4月17℃、大阪平均気温　平均湿度60％

Q　先生、薬をきちんと服用しているのに、夜間回数2～3回と多いけど水分の摂り過ぎですか？　薬の効果が弱くなったのでしょうか？

A　残尿が正常範囲であることを前提にお話しします。残尿があれば、薬剤調整が必要です。この時期は寒暖差に振り回されて、気がゆるむと体の調整に苦しむ時期です。代謝水準を上げていかなければなりません。しかし防寒も必要です。体を冷やすと尿量は増え、眠りは浅くなり、夜間頻尿になります。その中で考えられるのは、次の事柄です。

①夜間の1回1回の尿量が日中と同じか多めの場合、深夜に冷えを時々感じながら寝てませんか？　その場合、睡眠が浅く尿量が増えています。

入眠前に体を冷やしすぎれば、手足が冷え、眠りが浅くなります。特に夜間は寒暖差の激しい季節です。寝床内の温度を適切に管理する必要があります。温度33℃前後、湿度50％前後で安定していれば、尿意覚醒や中途覚醒は起きにくいはずです。夜中の冷え込みで2回目以降は手足が温もらず、眠りが浅く尿量も増える場合があります。1回目の時に温かくして寝ましょう。ぐっすり眠れている時は尿の色は濃く、浅い眠りが続く場合は色は薄いです。尿の色を必ず確認するとわかりやすいです。日中の代謝水準が低く、座位時間が長く、うたた寝の時間が長ければ、夜に目が開きやすくなり、トイレ行動が多くなります。

②もう一つは中途覚醒と同時に反射的に尿意を催してトイレに行っている場合、あるいは尿量は少な目の場合です。

日中、尿意切迫などがない場合でも、冷えや浅い眠りとともに膀胱が敏感になっているためです。日中のうたた寝で昼夜逆転すると浅い眠りとなり、中途覚醒にもなります。中途覚醒の時に、少し間を置いて急に尿意のスイッチが入ることがあります。

また、暖房の効きすぎで中途覚醒になる場合もあります。布団内温度を体熱で十分温められるような寝具や室温の調節が必要です。また、急な気温上昇の時は、冬用寝具で温まりすぎてうつ熱状態になり、浅い眠り、中途覚醒が起きやすくなる場合もあります。

補足

布団の中の温度が33℃前後、湿度50％前後になるように季節に合わせて寝具を整えるのがベストです。深夜、1回目にトイレに行く時、春でもトイレ内温度が低く寒いので身体が冷えることがあります。一旦、体が冷えると急な温度勾配を止めようとして皮膚血管が収縮して1時間以上温まらないので、寝付きにくく眠りも浅くなり、そして寒冷利尿も加わって尿量が増えます。浅い眠りが続く場合、熱放散も少なくなり尿量は増えるし、膀胱の尿意スイッチが入りやすくなり、排尿行動をとりやすくなります。

布団内を温め過ぎると体内の温度勾配がゆるくなり、熱放散があっても体内温度、深部体温が下がりにくく、浅い眠り、中途覚醒が増えます。脱水にもなりやすく、のども乾き、眠りにくく、その場合、尿量はそんなに増えません。うつ熱状態が改善されないために深い眠りは来ません。結果として、夜間頻尿の状態になるのです。

三寒四温の時期は、寝床内気候が適切になるよう注意しましょう。外出を多くして活動水準を上げ、風呂上がりに冷えないようにして、寝室内環境を良くしてぐっすり眠れるようにすることです。高齢者の場合は、活動と入浴はタイミングも必要です。基本的には冷え対策です。朝晩の冷えに注意しましょう。この時期は、布団で適度に温かければ中途覚醒は少なく、春眠暁を覚えず、でぐっすり眠れるはずです。

▼春の注意

①寝室環境を整える。夜間の気温の変化に従い、入眠前と明け方の温度差に注意する。

②活動水準を上げていき、積極的な発汗を促し、運動を開始していくことが重要です。暑熱順化を始めるように心がけてください。

③冷えやすい日は、遅めの風呂で温まってから寝る。入眠前に体を冷やさないこと。

④尿の色が薄ければ、活動水準を上げて濃くする。尿の色は体の水分の状態を表しています。（薬剤による色は除く）

どうしても夜間の回数が絶えず多く、いつも夜間の尿量が多いようなら排尿日誌をつけて検討します。寝てる間に作られる尿の量が1日の全体量の33％以上を占める場合は、夜間多尿が疑われます。なお、夜間多尿の場合は朝1番の尿の量も含みます。3日間は観察が必要で、3回とも33％以上であれば夜間多尿の可能性が高くなります。当院の経験では、連続して50％以上であれば決定的です。33〜50％の場合、1回でも33％より低ければ習慣性多飲の除外が必要です。

②夏（7〜8月）　7月30℃、8月30℃　大阪平均気温　平均湿度70〜65％

Q　先生、薬をきちんと服用しているのに、夜間回数2〜3回と多いけどなぜですか？すぐ寝つけるのに、夜中トイレに行ってしまいます。

A　残尿が正常範囲であることを前提にお話しします。残尿があれば、薬剤調整が必要です。この時期は暑熱下のことが多く、行動抑制のために代謝が低下し、室内温度の調整（行動性体温調節）を行わなければ浅い眠りや中途覚醒が起きやすくなって夜間頻尿になります。その中で考えられるのは、次の事柄です。

寝る前に水分をとっても、1回目が早まるだけです。起きるたびに飲水していなければ多尿で2回も3回もいくことは普通はありません。2、3回はたぶん中途覚醒のための排尿行動です。尿量が多い場合は排尿日誌で夜間多尿をチェックします。
①一つは覚醒した時にまた水を飲んでいる場合。身体が冷えやすいから一口だけに止める。第一覚醒排尿で尿量は普通量か多めの場合は寝る前の水分が影響したためです。第一覚醒時間が早まるだけで済む場合が多いです。よほど大量に飲めば別ですけど。寝る前にエアコンで身体を冷やし過ぎると尿量が増え、回数が増えます。その場合、筋肉が多いと保水量も多くなるので、痩せている人は尿量が多くなります。
②もう一つは中途覚醒のときに反射的に尿意を催してトイレに行っている場合で、尿量は少な目です。日中に尿意切迫がない場合でも、浅い眠り、中途覚醒が原因で、反射的にスイッチが入り排尿行動をとるためです。夏場では、寝苦しくて中途覚醒が増えます。エアコンで冷えすぎても覚醒しますのでタイマーをするときは4時間半が最適です。日中、家の中で動くことが少なく座っている時間が長ければ、うとうともするし、夜の眠りがさらに浅くなり、夜間回数が増えます。室温25℃以上から比例的に中

途覚醒が増え（都築ら）、夜間の1回尿量は少なくなります。高齢者は、夏場には暑さを避けて家に閉じこもり、座位時間が長くなると、うとうとしがちで昼夜逆転して夜間頻尿になる典型的なパターンです。

補足

①の場合、夏場はエアコン等で入眠時に身体が冷えていなければコップ1杯飲んでも、温度勾配で深部体温が下がり過ぎなければ大丈夫です。エアコンなどによる早朝の冷えに対して、タオルケットだけで寝ていると、蹴っ飛ばすことがあり、冷えてしまうので注意してください。

②の場合は日中の行動水準が落ちて座位時間が長くなるとうたた寝が多くなります。すると活動水準が低くなり昼夜逆転が起こり、中途覚醒や浅い眠りが増えます。温度を28℃に設定していても湿度が高ければ寝苦しくなります。その時は扇風機で対流を起こすか、設定を下げるか、ドライにして寝室環境を整えてください。また、エアコンを早めに消すのは逆効果です。ヒートアイランド現象（灼熱下では家屋が温められている）があるとすぐ部屋が熱くなって覚醒してしまいます。環境温度を行動性体温調節で改善して適切な温

度勾配を作り、熱放散を増やし、深部体温を適切に保つことです。このように、夏場では、暑さやエアコンによる冷えで浅い睡眠が続けば中途覚醒も多くなり、冷えると尿量も増えやすいので、深い睡眠は大切です。

活動水準を上げ、風呂上がりに冷房で冷えないようにして、寝室内環境を良くしてぐっすり眠れるようにすることです。活動と入浴はタイミングも必要です。基本的には、猛暑を警戒しすぎて家でじっとしていないことです。外の様子をみて汗をかく時間を作ってください。

夏場の注意

①寝室環境を良くし、温度勾配を考えた寝室温度と寝具、寝床内気候に配慮する。また、それらの間のバランス（相対的関係）が重要です。

②座っている時間を少なくして、時をみて動いて汗をかく。家に閉じこもらず、外の様子をみて外出し、体を動かすチャンスを見逃さない。

③しっかり食べて栄養補給をすることです。

④寝る前の水分（宝水）は構いませんが、体が冷えていれば尿量が増えます。飲水の条件に気づいてください。入浴も大事です。

⑤入浴はぬる目で、副交感神経主導の状態を作るのがいいでしょう。暑熱下では、体の熱を放出して寝やすい状態にするため、水のシャワーを浴びるのもよいでしょう。

③晩秋（10月後半、11〜12月）11月14℃、12月9℃　大阪平均気温平均湿度65％

Q **先生、薬をきちんと服用しているのに、夜間回数2〜3回と多いけど水分のとり過ぎですか？　膀胱が小さくなってしまったのでしょうか？**

A 残尿が正常範囲であることを前提にお話しします。残尿があれば、薬剤調整が必要です。この時期は、日々の寒暖差、日中の寒暖差が広がります。防寒を整えることが不十分なために、体調管理に苦労し、冷えやすく夜間頻尿も増えていきます。その中で考えられるのは、次の事柄です。

①夜間の1回1回の尿量が日中と同じか多い場合、深夜に寒いと思って寝てませんか？　睡眠時間帯の室内温度の変化が激しくなる時期です。入眠前と明け方では温度が違いますので対応が必要です。対応が悪いと、冷えで浅い眠りが続いて尿量が増えます。また、夜中の冷え込みで2回目以降は手足が温もらず、眠りが浅く尿量も増えます。第一覚醒排尿の後は寝具を温かくして、布団内温度を上げて寝てください。

②もう一つは目が開くと同時に反射的に尿意を催してトイレに行っている場合は、尿量は少な目です。尿意切迫などがない場合でも、冷えで膀胱が敏感になっているためです。過活動膀胱の症状が日中に出始めていれば、夜間にも尿意のスイッチが入りやすく、中途覚醒後にも入りやすくなり、いっそう夜間頻尿の状態になるので薬の追加が必要です。

▼補足

①布団の中の温度が寝床内気候になるように睡眠環境を整えます。深夜、1回目にトイレに行く時、もし排尿に手間がかかっていれば、特に晩秋は一般家屋ではトイレ内温度が低く、寒い（都築ら）ので身体が冷えやすいです。排尿に時間がかかる場合には

一旦、身体が冷えると1時間以上温まらないので、寝付きにくく眠りも浅くなります。冷えて浅い眠りの場合は、体内の温度勾配が急で熱放散が過剰になるのを防ぐため、交感神経が作動し皮膚血管が収縮すること（保熱）によって熱放散を減らします。血液が内臓に集まり利尿が起こって尿量は増えるし、膀胱も敏感になり、排尿行動をとりやすくなります。反射的に熱放散が止まると深部体温が下がらないために、深いノンレム睡眠が得られず浅い眠りが増えます。浅い眠りは、夢などで交感神経主導で寝つかれなくなり、皮膚血管が収縮して利尿をもたらすこともあります。

②布団内を温め過ぎると温度勾配が減って熱放散が不十分となり、深部体温が下がりにくくなり、うつ熱状態になって浅い眠りや中途覚醒が増えます。適切な寝具と体熱で布団内を温めるのが原則です。必要な場合、足元だけを温めるのが良いでしょう。そのためには、体を冷やさないことです。

活動水準を上げ、風呂上がりに冷えないようにして、寝室内環境を良くしてぐっすり眠れるようにすることです。活動と入浴はタイミングを利用して深部体温を入眠前に上げておいてください。基本的には冷えないようにする気づきが必要です。風呂上がりにうっかりすると冷えますし、朝晩の冷え込みに注意しましょう。温度勾配が激しくならないように衣服にも注意しましょう。

▼秋の注意

①冷込みに注意して寝室環境を整える。夜間の室内温度の変動に気を配る。
②活動水準を上げて寒冷順化を済ましておいてください。冬に向けて運動で汗をかき、食欲増進させ、体力増強、基礎代謝量の増大を図る時期。
③風呂は40℃、10分で入浴し、睡眠90分前に上がり、冷えないうちに寝る。
④尿の色が薄ければ動いて濃くする。尿の色に注目（薬物による着色尿は除外）。
⑤過活動膀胱の症状が出やすくなる、寒暖差の激しい時期です。切迫尿意、切迫性尿失禁が有れば内服薬を追加し、尿意のスイッチを鈍くさせることができます。

どうしても夜間の回数が多く、いつも夜間の尿量が多いようなら排尿日誌をつけて検討します。寝てる間に出てくる尿の量が1日の全体量の半分近くを占める場合は、夜間多尿の可能性があります。なお、夜間多尿の場合は朝1番の尿の量も含みます。3日間は観察が必要です。

④冬（1～2月）　1月5℃、2月5℃　大阪平均気温　平均湿度60％

Q 先生、薬をきちんと服用しているのに、夜間回数2～3回と多いけど水分のとり過ぎですか？　温かくして寝ているのに効果が弱いです。

A 残尿が正常範囲であることを前提にお話しします。残尿があれば、薬剤調整が必要です。この時期は、防寒を十分に施し身を守る必要があり、高齢者はある程度行動制限せざるを得なくなり、在宅の機会が増え代謝水準が低下します。外気温に対する行動性体温調節の失敗で夜間頻尿が増えてしまう時期です。その中で考えられるのは、次の事柄です。

①夜間の第一覚醒排尿量が多い場合でも、2、3回目の覚醒は尿量が少ないのが普通です。第一覚醒までは深い睡眠もあり入眠2時間は持ちますがそれ以降も覚醒時トイレ行動などで冷えて、浅い眠りのために尿意覚醒や中途覚醒が起こることもあります。そういう時は決まって尿が速く膀胱に貯まり、膀胱にもスイッチが入りやすくなって

います。原因は、冷えによる温度勾配の不具合で浅い睡眠が持続したり、冷えが膀胱刺激の誘因になると考えられます。

②尿量が少な目の場合は、浅い睡眠と冷えが誘因となって膀胱過敏で尿意覚醒することが多いです。膀胱の刺激は前立腺肥大症による膀胱利尿筋の劣化もあって強くなる場合があります。中途覚醒の場合、目が開くと同時に、あるいは間があって尿意のスイッチが入り反射的に尿意を催して排尿行動をとります。このスイッチは高齢になるほど強くなります。

③地域によっては、掛け布団が重くて目が覚める場合もあります。羽根布団も利用し、室内温度を15℃以上にして適切な睡眠環境を作りましょう。

④夜間排尿1回目から2～3回目まで全てに尿量が多く、日中は普通の排尿の場合、治療の必要な夜間多尿の可能性があります。1回排尿量は200～300cc以上です。とりあえず、排尿日誌を書いて来てください。はっきりわかります。夜間多尿と診断された場合は、抗利尿ホルモン剤を服用しなければ治りませんが、見せかけの夜間多尿の場合は生活指導で改善します。

⑤暖房を使い過ぎて寝床の温度が上がり、温度勾配がゆるすぎて深部体温が下がらずに

中途覚醒となる場合もあり、その場合、眠りが浅く、脱水の危険もあります。その時の尿量は多くありません。全身を温めなくても下肢、首筋、お腹、肩口が冷えないようにするだけで良いと思います。肝心なのは布団内温度が適当なことです。

補足

尿量が多い場合は、冷えて浅い眠りが続いている場合です。浅い眠りと寒冷刺激によって温度勾配が急で膀胱過敏となり、尿意のスイッチが入り反射的に覚醒して排尿行動をとる場合もあります。一方で、布団の中が温かすぎて目が覚めやすくなることによって中途覚醒になる可能性もあります。この場合には、体の深部体温と寝床内温度との間にできる温度勾配がなさすぎるからです。

１回目でトイレに行く時、冬場ではトイレ内温度が低く寒い傾向があるので、長時間排尿で頑張っていると身体が冷えやすくなります。寒冷暴露があると寒冷利尿が起こり、尿量も増えます。一旦、身体が冷えると１時間以上温まらないので、寝付きにくく眠りも浅くなります。浅い眠りの場合、熱放散もなく血液が内臓に貯まり尿量は増えるし、膀胱も敏感になり、排尿行動をとりやすくなります。

布団内を温め過ぎると、体内の温度勾配がゆるくなりすぎます。皮膚からの熱放散が不十分となり、体内温度、深部体温が下がりにくく、浅い眠り、中途覚醒が増えます。そして、トイレ行動につながり、夜間頻尿となります。布団の中の温度が32～34℃ぐらい、湿度50％前後（寝床内気候）になるように整えるのがベストといわれています。布団内温度を体熱だけで適切な温度勾配を作れるようにできればベストです。適切な寝具で体を保温し、電気毛布は最小限にとどめ、足元を中心に温めてください。

日常、活動水準を上げ、風呂上がりの後で冷えないようにして早めに寝ましょう。活動と入浴はタイミングも必要です。基本的には、寒さでじっと閉じこもって座ってばかりいないようにすることです。また、冬場は浴室の踊り場の温度が低いこともあり、ヒートショックによる血圧、心臓トラブルには十分注意してください。

▼冬場の注意

①時をみて身体を動かして汗をかくか、背中を熱くする運動が必要。天気の日は防寒して歩く。ルーチンワークを室内でも継続する。

②風呂で身体を温める。入浴時、浴室の踊り場、トイレなどでの急激な温度変化、血圧

変動によるヒートショックに注意してください。入浴中の死亡が多くなります。
③風呂は遅めに入り、身体を温め、浴室から外に出たあと、薄着でも耐えられるだけの熱エネルギーをためてください。40〜41℃10分は浴槽に浸かってください。
④寝室環境を整える。トイレの温度に注意。出にくいための長時間滞在には注意。夜間覚醒排尿の時に寒冷暴露が起きないように注意する。
⑤できるだけ家に閉じこもらず、座っている時間を減らし、代謝を上げる心がけが必要です。

⑤季節の変わり目（5〜6月）5月20℃65%、6月23℃75%（9〜10月前半）9月24℃75%、10月20℃65%　大阪平均気温、湿度

Q 先生、薬をきちんと服用しているのに、夜間回数2〜3回と多いけど水分のとり過ぎですか？　快適な睡眠環境のはずが、なぜかトイレに起きてしまいます。

A 残尿が正常範囲であることを前提にお話しします。残尿があれば、薬剤調整が必要です。この時期は、適切な深部体温を維持しやすく、適切な温度勾配が得られる過ごしやすい期間です。夜間頻尿は代謝を上げていれば最も安定しやすい時期ですが、季節の移り変わりに向けて準備を済ましておくべきです。その中で考えられるのは、次の事柄です。

①この時期は行動（運動）できて、しかも室内温度調節することなく薄着で快適な睡眠がとれる時期です。夜に水分を摂りすぎていませんか？　排尿が安定する時期です。不眠で眠りが浅くなっていませんか？　不眠の原因が自己管理不足か、自律神経のためか、まずは自己管理が不十分かどうか見直しましょう。

②水分の摂りすぎの場合は、第一覚醒排尿の尿量は多めです。不眠の場合はやや少なめです。自己管理ができていれば、第一覚醒排尿が早めになるだけで温かくしていれば2回、3回と行かずに済むこともあります。

③中途覚醒の時にスイッチ（尿意切迫など）が入りやすくなっていれば過活動膀胱症状の内服薬の追加が必要です。日中に症状は出ていませんか？

補足

5月～6月、9月～10月前半は冷えもあまりなく、湿度は高めだが薄着でも過ごしやすく眠りやすい、温度勾配がちょうどいいので行動性温度調節の必要のない時期です。従って、深部体温のリセットが適切に入りやすく夜間頻尿も少なくなるのが普通です。

春先は、温度上昇と共に熱がこもりやすくなることもあり、活動を増やし運動量を増やして発汗を促す努力をする、暑熱順化の季節です。外気温の上昇に従い、ついていけず心身のバランスが崩れやすいので、目標を持って運動で熱放散を増やしていくことがお勧めです。夏に向けて汗（温熱性発汗）をかく時期です。夏場に素早く体をクーリングし、温度勾配の調節をできるように体を作り上げる時期なのです。

秋口は食欲と運動の季節です。筋肉量を増やして代謝を上げ、冷えないような体力作り、基礎代謝量増進を晩秋にむけて行っていく時期です。冬はじっとしていても熱量を消費する時期なので、冷えや寒さに強い体づくり、温度勾配に耐える持続力（寒冷順化）が必要なのです。夏に抑えていた代謝、行動を増やし、深部体温の入眠リセットが十分働くようにする時期だと思います。

自律神経の不調で不眠の場合は、頻尿、夜間頻尿も出て不眠となり、安定剤や睡眠薬の世話になる前にすることがあります。デスクワーク、ブレインワーク、座位時間が増える場合には、運動し汗を流す時間をおり交ぜましょう。生活にはバランス、リズムが必要です。静と動のバランス、動の時の代謝上昇が必要です。そうすればストレスも発散できます。じっとしている時間が長く、暇を作ると、時には内向的になり、自分が弱く感じている部分に気が向いて不定愁訴もでやすくなります。寝やすいように、遅めに入浴して体を温めて副交感神経主導の状態で入眠に入りましょう。寝つきが悪ければ、先に述べたように、交感神経主導で利尿状態になる傾向があります。代謝を上げる生活指導でも効果がないなら、自律神経対策としてとりあえず薬（安定剤、睡眠薬）の世話になりましょう。ひどければ心療内科がいいでしょう。この場合、脳からの刺激で膀胱が敏感になっていて、膀胱の薬は効果がほとんどありません。

この時期は、活動水準を上げ、寝室内環境が整いやすい時期なので、副交感神経主導でぐっすり眠れるようにすることです。基本的には、リズムのある生活を送り、汗をかいて動く時期です。夏場に向けての暑熱順化、晩秋に向けての寒冷環境に順化する努力をすると良いでしょう。また、入眠前の交感神経の刺激は避けましょう。

初夏の注意

①汗をかいて暑熱順化を済ませておく時期です。
②生活にリズムをもって活動し、入眠しやすくしましょう。
③運動、活動のルーチンワークを持って発汗する生活をしましょう。

仲秋の注意

①晩秋に向けて寒冷順化を開始する時期です。
②冬に備えて活動水準を上げて筋力、体力を養うことを開始しましょう。代謝を上げやすくする時期です。
③食欲増進させ、代謝を上げて体力の向上を図りましょう。

6．プレフレイルの可能性が出てきた患者の場合（［一］の3を参照）

Q 先生、薬をきちんと服用しているのに、夜間回数3～4回と多いけど水分のとり過ぎですか？　よくなりません。（85歳以上の超高齢者の場合）

A 残尿が正常範囲であることを前提にお話しします。残尿があれば、薬剤調整が必要です。

患者さんの生活は体が動かしづらく、歩行もままならず無為にじっと座っていることが多いのですね。肌が白いから外出が少ないですね。足腰が弱って筋力も落ちて移動しづらくなっているようにお見受けします。この場合、冷えやすくもあり、汗をかきにくい状況にみえます。残尿が多くないので、夜に適切な尿量が出て、十分に寝れるように配慮しましょう。目的もなく1日を座って過ごす時間が多くなり、夜間頻尿状態が常態化したら、生活のリズムが必要です。昼夜逆転の傾向が出てきているのかも。

▼対策

①まず1日の生活のリズムと目標を作るために、できればデイサービスに週2～3回通いましょう。

- ある程度身支度をして外出し、施設でできるだけ運動と会話をしましょう。通所の意義は生活の目標とリズムを作ることです。

・デイサービスに行かない日は、行く日に準じて生活にリズムを作り、足踏みするなどで座位時間を減らしましょう。
②食事はしっかり食べて、興味のあることをして、できれば遅めの入浴をとりましょう。
③室内では、身体を冷やさず、暑すぎない温度環境で過ごし、家周辺で日に当たり、できる範囲で午後に散歩しましょう。
④水分の取り方は尿の色が目安です。薄い場合は水分摂取は控え、色が濃い尿の場合は水分をとりましょう。
⑤早く床に入らず、夜10時～5時を睡眠時間にし、昼夜逆転は避けましょう。昼間の座っている時間を減らし、うたた寝を避けましょう。
・夏場、暑いので家でじっとしているのは間違いです。日の落ちた風のある夕方は表に出ましょう。固定観念は大敵です。
・冬場、暖房して室内を動いたり、体操、ストレッチを心がけましょう。トイレは寒いので注意してください。

補足

ロコモ症候群（移動するための能力が筋力低下で不足したり、衰えたりした状態）やフレイル（身体が弱り精神的にも支援が必要な状態）になってからでは、運動で代謝を上げるのが困難です。環境に対応できないので、夜間排尿回数は多めにぶれやすくなります。筋肉量が減り、保水機能が低下するため夜間多尿の傾向はどうしても出てきます。筋力が落ちて歩行機能が低下すると、家族の支援が必要です。デイサービスを利用すればある程度の生活リズムが作れるし、施設のストレッチ体操で活性化が期待できます。自宅でできることは限られてきます。動くこと、食べることを促し、少しでも代謝を上げましょう。体操、ストレッチを心がけましょう。じっと座ってばかりいると代謝水準も落ちるし、うたた寝が多くなり、昼夜逆転となりやすく、これが持続すると負のスパイラルが進行します。自立生活を少しでも長く続けたいなら、意欲と目的意識を持ってリズムある生活を心がけてください。入所すると楽ですが外出の自由がなくなります。

こうならないためにも、特に80歳代は筋力を維持し、歩行中心で代謝を増やすルーチンワークを持つことが大切です。自力で体を季節に対応させていく意欲を持ち続けなければなりません。それには、夜間の排尿回数が目安になるのです。まずは、食事をしっかり食べて、汗をかくために外出し、時々筋力を鍛え、筋肉量を維持しましょう。夜間排尿回数が3回以上になるのは、生活の乱れ、生活リズムの喪失の兆候です。深い睡眠が取れるように「気づき」のある生活をして回数を減らすには家族の協力も必要です。これが未病対策にもなり、夜間頻尿対策にもなるのです。だから、夜間の排尿回数は、日々の振り返りで「気づき」を与えてくれる重要な健康のバロメーターになると考えます。固定観念に囚われない生活も必要です。

デイサービスの施設で健康体操をするようになってからよりも、元気なうちに運動のルーチンワークを作る方がはるかに効果的です。例えば、ストレッチも含めた朝、午後のテレビ体操を習慣にして高齢者の健康づくり、生活習慣のリズムを作ることがもっと早いうちからお勧めです。テレビでも朝、昼放映されており、活用すれば体も温まります。意欲と目的を持って夜間頻尿にならない健康づくりの場をできる範囲で持ちましょう。体力次第では高齢者スポーツだけでなく、ジムなどの総合的体力作りの場も活用しましょう。そして、図書館通いとかゲームとかで頭を使い、脳でもエネルギー消費で代謝を維持することが大切です。

7．9月のこと、86歳の男性患者さんの身につまされる訴え

高齢者の中には、目的、意欲が減ってくると、厭世気分になり、投げやりなことを言う人も出てきます。生活環境で様々な思いがある中で生きていかなければなりません。それに対して励ましを投げかけるしかありません。

Q **「先生、早く死にたいです。要支援で介護保険を使ってゴミ捨てを頼んでいます。夜は3回行くし、いいことありません、1人独居なので。内科に行ったら、この年頃ではみんな同じことを言う、と言われました」**

A 残尿が正常範囲であることを前提にお話しします。残尿があれば、薬剤調整が必要です。

「肌が白いから察すると、外出せずに家でじっとしているでしょ。座ってばかりいると、うとうと眠ることも多いんじゃないの？（図星！）　それでは昼夜逆転になりやすく、夜は

中途覚醒が多くなり排尿回数も増えますよ。介護判定は受けているんでしょ？　え！　介護保険でゴミ捨てだけを頼んでいるなんてもったいない。みすみす動く機会を失っているようなものですよ。当院に歩いて通院できるんなら、ケアマネに相談してデイケアセンターにでも行った方がいいですよ。生活のリズムを作れるし、人と交流する機会もあり大変役に立つと思いますよ。それを誰も言ってくれないの？　通所すると、生活が規則的になるし、通う準備もするし、体を動かすことになります。座っている時間は少なくなり、活動水準が上がり、食欲も出てくるでしょう。施設では運動や健康体操もあるでしょう。昼夜逆転もなくなり、意欲も出て、生活全般が改善して頻尿や夜間頻尿も減っていいことばかりですよ。だから、年だ年だと思わず、老骨に鞭打って動き、介護生活にならないように生活にリズムを作ることです。そうしないと自立生活が無理になって施設入居になり、自由が減りますよ！　足腰はそんなに悪くないから、ただ生活に意欲を出すかどうかですよ。そうしないと食欲も細り体も痩せていきます。意欲が出れば、代謝もあがり、夜間頻尿も改善します」。目的を作り、生活に意欲を持たなければ改善しないのです。独居生活のために、外からの意見を聞き入れていないのかも知れませんが、生活全般については医療機関ではあまり指導は無いようです。無為にじっとして過ごす時間が多くなる夜間頻尿の人は、高齢者の学校、デイケア、デイサービスを利用して生活のリズムを取り戻し、活性化させましょう。

大学病院で治療して帰宅しても、夜間頻尿が良くならないと家族で来られたケースもあります。自宅生活では入院生活の延長のように過ごしており、活動水準が低いままなので、中途覚醒が多く夜間排尿回数が多いままです。家族にももっと活動水準を上げるように言うと、そんなことは初めて聞きましたと返します。薬さえ服用すればよくなると思い込んでいたのです。

最近夜間頻尿が増えた理由について、「あまり外出せずに座っている時間が長いのではありませんか?」と問うと、ニヤッとする人が多くいます。中途覚醒が増えて、昼夜逆転現象が起きていることを示しています。放っておくと、プレフレイルからフレイル、さらには要介護生活になってしまいます。無為に過ごしていると、頭も使う機会が少なくなり、食欲も減って認知機能の低下、衰弱が進みます。夜間頻尿の回数が生活水準の低下を示す目安になり、生活支援の時期を思い起こさせる目安になると思われます。まさに健康生活のバロメーターであり、生活支援のバロメーターにもなると思われます。実際に、独居の人で外出せずにいるとフレイルになりやすいので、介護認定を受けるように勧めた人がかなりいます。デイケア、デイサービスに通所する意味を理解させて説得にあたる必要があると思います。このプレフレイルに近づく兆候は夜間頻尿の状態で知ることができるのです。

8．他病手術で薬が効きにくくなった!?、との質問

Q **先生、退院した後、薬をきちんと服用しているのに、夜間回数2～3回と多いけど、薬が効きにくくなったんですか？　なぜですか？**

A 残尿が正常範囲であることを前提にお話しします。残尿があれば、薬剤調整が必要です。

今は6月下旬で排尿障害にとって気候の一番いい時期です。直感すると、退院後は、行動を控えているのではありませんか？　手術前より行動水準が落ちていますね。もうそろ

そろ身体作りをする時期です。医師から脱水や脳梗塞の予防などのため水分摂取を勧められているけど、その割に動いていないからだと思います。代謝が上がらないのに水分が多めであれば、尿が多くなるに決まってます。運動制限がないのなら、意欲を出してリズムある活発な生活を取り戻すことです。尿の色が薄いのであれば、水分摂取と行動水準のバランスが悪く、水分をとっても尿の色がついたままであるほうがいいのです。尿の色はおよその比重を示唆します。比重が高ければ、尿は濃縮され、手足が温かくなっている証拠です。そういう体に持っていってください。

補足

手術で入院中は行動制限があり、特に夕方点滴をしていれば夜間尿量は増えます。退院後も医師から水分摂取を勧められる場合が多く、退院後、心理的にも日常生活を自重するようになると尿量が増えます。そして夜間尿量が増えやすくなるのです。退院後に行動制限がなければ、固定観念にとらわれず、早めに意欲的に生活を元に戻すほうがいいです。ルーチンワークを復活させるのです。身体を温め、汗をかき、体温調節をすることが大切です。行動水準のチェックには、尿の色をみて「気づき」で調節することです。毎日夜間排尿回数をつけて振り返ることも大切です。多い時と少ない時の違いを自分で発見し、修正できれば、それは自己管理ができているということになります。

患者さんへの例え話で、やみくもに水分摂取に励んだ結果、多尿で頻尿になり困っている人によく言っています。「ゴルフでパットをする時、斜面を読まずに手加減せずに打っているからカップインしないのと同じですよ。尿の色、活動量、自分の皮膚温の状態、外気温との温度勾配をみながら水分を取らないと、当然の結果ですよ。気づいて読まなきゃ。まず、読む練習をすることですよ」と。尿の色が濃い時は尿がゆっくり貯まっていること、水のように薄い時は速く貯まっていることを示しています。ただし、ビタミンB類の服用で尿が着色している場合もあるので注意が必要です。水分摂取量と尿量の関係は、血液移動が多ければ尿量は少なくなり、血液移動が少なければ尿量は多くなるので、代謝の状態で変化します。

内科医師が水分多量摂取を勧める病気には、脱水、脳梗塞、心筋梗塞、高尿酸血症、腎結石の予防などがあげられます。そのため夏でもないのに夜中に起きた時も水分摂取している人が時々います。夜間頻尿より命が大事という考えをすり込まれていればどうにもできません。夜中に起きてまで水分を取れば、深部体温、血漿浸透圧に不具合が生じて浅い睡眠と夜間多尿になるのです。水分を多量にとっても血液の粘稠度《ねんちゅうど》は変化しないので、脱水にならない程度の水分摂取でいいはずなのです。余った水分は当然尿となり排出されます。水分多量摂取の勧めについては、もう少し丁寧な説明が必要であると思います。

9．夜間1回目の覚醒の後、寝付かれない！

Q 夜中の回数がどうしても2回になります。1回になる工夫を教えてください

夜間回数がもう少しで1回になるのに、何か工夫はないものかと悩む人もいます。人によっては2回でも問題ないと思うかもしれませんが、何か目安はないものかと考えると、睡眠時間の常識、体調の整え方、目標設定、睡眠時の心得など、私の思うところがいろいろあるのでまとめてみました。

A 残尿が正常範囲であることを前提にお話しします。残尿があれば、薬剤調整が必要です。

●第一覚醒時間は何時か？　睡眠時間の長さは適切か？　眠りは浅いのか？　覚醒時に水分摂取しているかが重要です。
●睡眠時間は高齢者の統計調査によると平均6・5時間です。入眠潜時起床潜時の排尿は数えません。寝過ぎは一般的によくありません。
●第一覚醒時間は3時間半以上は経っていますか？　経っていれば、寝心地良くして目を開けず焦らずボーっとしていてください。
●第一覚醒の時は温かめにして入眠してください。寒いと感じながら寝ると尿量も増えます。朝方は最も冷える時間帯です。
●中途覚醒の時、間を置いて尿意のスイッチが入りやすければ、過活動膀胱の薬を追加処方することもあります。
●3時間半から4時間経っていれば睡眠サイクルの2回を経ており、深い睡眠はある程度取れています。後は浅い睡眠で大丈夫です。
●深く眠れるようなコンディション作りをしましょう。活動水準を上げ、季節に応じた遅めの入浴で睡眠前の体調を整えてください。
●毎日回数を記録し、振り返ってみてください。そこで何がよくて何が悪かったかに気づき、修正してください。

- 残尿（排尿状態）と蓄尿量、尿量、睡眠が正常に近いかどうかをチェックしてください。振り返って困っていれば、申し出てください。

▼補足

厚労省の統計でも、高齢者の睡眠時間は、年代差はあるが基本的には6〜7時間とされています。寝床に早い時刻から入る人は、入眠潜時、起床潜時をのぞいて排尿回数を数える必要があり、睡眠時間を7時間と設定してカウントしています。特に起きる前の排尿行動を含めるかどうかで回数のカウントが変わり、排尿回数の判断に迷うこともあります。こうした睡眠時間の中で、第一覚醒時間*が1時間半〜2時間であれば、第1回目のレム睡眠後に覚醒しており、深いノンレム睡眠が不十分です。睡眠パターンでいえば、最初の睡眠サイクル90分で目覚めてしまっています。悪いパターンです。これでは、2回目以上の排尿回数は確実です。その時尿量が多いようであれば、夜の水分の摂りすぎか、冷えによる浅い睡眠が続いたためです。少ないようであれば、冷えによる反射的な覚醒か、中途覚醒後の心理的排尿行動でしょうか？　やはり、2サイクル後に第一覚醒時間を持っていければ約4時間経っているため、それが目標となります。あとは起きずに起床時間まで過ごせるでしょう。夢うつつでも意外と睡眠はとれているもので、私はスマホアプリで睡眠パターンを確認すると安心します。起きてから日中に眠気は来ません。それが1回で済ませる目標になります。やはり睡眠サイクルは目安になります。

しかし場合によっては、交感神経の活性化で寝つかれず眠りが浅く、第一覚醒が1回目の睡眠サイクル後にきても、その後で深い睡眠がくることも現実的にはあり、それはそれで良いのです。また、第一覚醒時に脱水予防などで水分をとる場合は、話が変わってきます。そうする人は夜間頻尿は受け入れざるを得ないでしょう。

身の回りでは、スマホに睡眠パターンを表示する睡眠アプリがあり、スマホセンサーを利用して良い睡眠が取れたか、深い睡眠がどれだけ取れたか判断するのも良いでしょう。深い睡眠と浅い睡眠の区別がわかる程度ですが、安心感につながります。スマホの加速度センサーで得られる睡眠内容の推定ですが、入眠潜時、睡眠効率、睡眠パターン、中途覚醒、睡眠時間、快眠スコアのチェックで、睡眠改善の一つの目安になると思います。

また、第一覚醒の後、すぐに入眠できなくとも目を開けずにリラックスしておくと、いつの間にか寝入っています。その証拠に、日中の眠気はそれほどではありません。夜中に一日起きてしまうと交感神経主導で血圧も上昇し、眠れなくなり尿も増えてしまいます。後は睡眠前に冷えないように、また、日の出前の冷え込み対策も考慮して温かめにしてお休みください。

＊就眠後第一排尿までの時間（ＨＵＳ：hours of undisturbed sleep）を示す

10．女性の夜間頻尿について

高齢女性の排尿障害、夜間頻尿のパターンについてまとめてみました。女性には前立腺がないので炎症がない限り膀胱機能、それに及ぼす刺激がダイレクトに排尿症状に反映されます。その特徴をみてみましょう。

Q 夜中の夜間排尿回数が3～4回あります。排尿痛はないですが日中には尿意切迫感があり、不便でどこにも行けなくなりました。

A 残尿が正常範囲であることを前提にお話しします。残尿があれば、薬剤調整が必要です。

女性の下部尿路は膀胱と尿道だけです。日中にトイレに駆け込むような切迫尿意、尿失禁があれば、まず、過活動膀胱の内服薬で様子をみてください。排尿痛など尿路感染が確認できれば抗生剤を服用してください。それで改善がなければ、自律神経や心因性、中途覚醒が原因となる場合が考えられますので、その対応をしていきます。例外的に、残尿を伴う過活動膀胱や神経因性膀胱もあります。その場合は、難治性です。

補足

心因性頻尿の特徴は、意識がある時（日中）とない時（睡眠時）の差が極端であり、日中は主に生活刺激が原因です。生活のリズム、運動不足、水分のとりすぎ、何かする前の不安、暇で手持ち無沙汰な状態、気持ちの内向、鬱状態などのストレスが刺激になっている場合が多くみられます。過活動膀胱の場合には、ドアノブ反射、手洗い反射など急に我慢できなくなる切迫尿意や尿失禁があり、夜間頻尿を伴います。症状があいまいな場合には、過活動膀胱の薬を1～2週間続けてみて、はっきりした効果が続かない場合は心因性と判断します。過活動膀胱の薬は、尿意を感じてから我慢できるまでの時間を延ばす作用があり、尿意のスイッチを遅らせることになります。それに反応しない場合は脳からの刺激で膀胱が過敏になっているのです。過活動膀胱は基本的には残尿はありません。しかし、残尿を伴う過活動膀胱もまれにあり、残尿も１００cc以上ある場合は難治性といえます。残尿と尿失禁の治療の方向性は逆なので、両者のバランスを取らねばなりません。

夜間尿量が多い場合は水分の取りすぎが考えられます。排尿日誌をつけてみるのも参考になります。なお、診察で残尿が多い場合は、排尿状態の改善に努めます。神経因性膀胱への対応も必要です。

女性の夜間頻尿の特徴

抗利尿ホルモンによる夜間多尿については、滅多にお目にかからないので少ないと思います。また、抗利尿ホルモンの保険適応もなく、効果が確認できていません。女性は高齢になっても家事全般を取り仕切ることが多く、活動水準が維持されがちです。だから、見せかけの夜間多尿は少ないと思われます。ただし、ストレスでじっとしていることが多かったり、暇をもてあそんでいると心因性に敏感になり、活動水準が落ちて、睡眠時に中途覚醒が増えて夜間頻尿となります。この症状を訴える人が多かったのは、コロナ大流行の時で外出をせず家に閉じこもっていた時期でした。買い物やランチにも行かず、運動不足もあり、眠りも浅くなっていたようです。

老年症候群になると活動水準が低下して、中途覚醒のための夜間頻尿が増えてきます。また、下肢のむくみがある時は、座っている時間を減らし、日中、下肢挙上して夜間には減らしておいてください。下肢にたまった浮腫の水分が、夜間睡眠時に尿量を増やす原因になるのです。浮腫の原因についても診察・検査で答えを出しておきましょう。コロナ下で家に閉じこもって座位時間が長くなっている人は決まって夜間頻尿になっており、多く診察しました。それに、自律神経系の原因が多いように思われます。

一般に、過活動膀胱の症状が日中もあれば、そのための夜間頻尿になりやすく、70代から増え、80代から急増します。内服薬では一般的にいって効果抜群で、数日後にはかなり改善します。よって抵抗性の夜間頻尿は男性よりは比較的少ないと思います。残尿がありながら切迫性の過活動膀胱の症状を持つ人がまれにいますが、これは内服薬にあまり反応がみられない抵抗性であり、残尿もそのままか悪化するために膀胱の緊張がとれても夜間回数が減らないのです。この場合、できるだけ夜間尿量を減らす生活習慣を身につけて、残尿が増加しないこと、腎機能が悪化しないことをチェックする必要があるのです。

残尿がない場合でも、薬に反応しない難治性の過活動膀胱もあり、β刺激薬と抗コリン薬を併用することが多くあります。難治性に対して、特に女性にはボトックスの膀胱壁内注入療法が外来でも行われることもありますが、効果は4~9ヶ月続くが再発もあり、実際に行われる症例はまだそれほど多くはありません。残尿がある場合としては、低緊張膀胱や神経因性膀胱があります。特に、脊柱管狭窄症の進行で、下肢に痺れがきている場合は、膀胱もある程度麻痺していると考えます。神経因性膀胱になれば、当院では自己導尿で管理することを勧めています。眠前に導尿すれば夜間頻尿は改善します。そんな患者さんもいます。

あとがき

作成までの下地と思い立った経緯

当院の夜間頻尿改善からみた生活指導は、泌尿器科の世間的には珍しい取り組みであろうと思います。ガイドラインに縛られず、疾患の背景のある人体生理を基盤に情報を集めて作り上げたものです。その機会を与えてくれたのは、私のクリニックの数多くの患者さんであり、年5～6回の多くの製薬メーカーの社内講義の依頼であり、愛用のタブレットでした。情報収集、記録と分析、まとめ、保存が可能な環境にいました。

我々の診療も、放置すればカルテ以外に何の記録も残らない消耗品です。ノートにまとめても、私の性格では散逸は免れません。しかし、タブレットに接する機会があり、情報を記録し、データ分析し、保存する癖ができて経験と成績が蓄積できるスキルが身に付きました。ノートパソコンより扱いやすく、タブレットのソフトを利用してたくさんのデータを作り、情報収集もしました。今では、数台のタブレットを保険的に手元に置いて、データ分析しテーマの資料をタブレットで作っています。それで社内講義用のデータを作成しており、時折、当院のホームページにも載せるため、考え方を練って積み上げてきました。社内講義は、クリニック統計とメーカー資料が情報源ですが、その時のテーマの情報分析と患者統計が役立ち、振り返ることができて診療自体にも興味が湧き、モチベーションにもなります。排尿関連の患者さんがクリニックに数多く通院されているので夜間頻尿データを作りやすかったので、それを入力し、データ化してきました。データを常に手元に置き、行動できる、修正できることは、タブレットの特徴です。電車通勤中でも可能です。そして、長期間にわたり周辺データを集め、臨床治療をまとめ、確認してできてきたのが、今回の夜間頻尿に関する当院のデータです。学会でその一部を発表したものの、組織のバックがないため限界を感じ、離れてしまいました。そこで独自に生活指導の内容を拡張して行き、学会の学問的ガイドラインから逸脱したものになりました。以前から蓄えてきた漠然とした指導法の背景と内容でしたが、当院ホームページをみてか、幻冬舎ルネッサンスから声がかかり、この際に、当院で手応えを感じていた指導法と考察をまとめてみたいという欲求が生まれました。

本編の内容や作成過程への想い

臨床現場での現実的な生活指導法は、生体機能的根本、目的達成シートに示す項目の影響を考慮してできあがったものです。こんな夜間頻尿の生活指導法は、ガイドラインの疫学統計の項目でも生体機能に関する調査が少ないことでもわかるように、泌尿器科領域で積み上がっているようにはみうけられません。なので、発想の次元が違い、びっくりされるとは思いますが、効果には自信があります。実のところ、ガイドラインの生活指導（行動療法）に関する部分にもの足らなさを感じていました。

泌尿器科診療での私の指導法の根本は、代謝を使って睡眠改善と尿量調節を行ったものです。代謝と夜間頻尿の関係への理解は、尿量の日内動向への興味へと進み、深部体温の日内リズム、睡眠パターン、夜間の発汗と尿量、高齢者の生体機能、血漿浸透圧を介した抗利尿ホルモンの動きを巻き込んで考察しました。さらに体温生理学、環境生理学、運動生理学から知見を引き出し、参考にしました。私は研究者でも学者でもなく、ただの試行錯誤の好きな、マイペースな開業医です。31年で得た経験と自院の症例の統計データ分析、そして周囲の知見を組み合わせて生活指導法を補強し、自分のやってきたことや現在の取り組みをまとめ上げて自信を持って臨もうと考えただけです。一開業医がたどり着いた結論ですので検証に値するかどうかはわかりませんが、こうした考え方が正しいと考えて今後も日々の診療にあたっていきます。夜間頻尿を通して、健康のため、アンチエイジングのため、高齢者のなすべきことの方向性を提言し、そして自分の励みにもしたかったからです。この本は健康読本であり、現場での一開業医の考え方の入った実用書と思っていただければよいと思います。この本の内容に書かれている事柄で日々、できるだけ Face to Face で診察をしながら楽しんでいます。

入眠時の深部体温急降下のリセットは、節目となって明日へとつなぐ大切な人間の基本的機能であることに注目したいと思います。高齢者はそれをできるだけ損なわない生活を続ければ、夜間多尿にもならず、夜間頻尿にもならず、必ずアンチエイジングに役立つと考えます。現在でも患者さんにオーダーメイドで説明しているような事柄が、理にかなったものであり、それなりの理由があって診療で話しているところをみせたいのです。実際に役立って成果が上がり、夜間頻尿はもちろん、それ以外でも生活が良くなったと感謝してくれる人が実際におられ勇気づけられます。こうして患者さんに対して生活全般にわたる指導法の反応をみながら、わかりやすい説明の仕方を改良してきました。それが冒頭に上げたスローガンです。

当院の治療成績と方針、考え方というマグマがある程度でき上がっていたので、現状分析から始まり、制作過程で思考錯誤を重ねて夜間頻尿の正体に関する謎解きと老化対策について私の感じるところを書きました。その作成過程は、幻冬舎の編集部からの刺激も受け、日々の診療から項目内容を確認し補強しながら書き綴り、自分の蓄えてきたものを最大限に表現できた勉強の旅でもありました。本編の作成に当たっては、幻冬舎の方に的確に編集していただき、励ましていただき、本当に吸収するところが多かったです。話の進め方がわかり、作成過程でもさらに話が膨らみました。そのため編集部にはご苦労をかけたのではないかと思います。結果として、代謝増進による夜間頻尿への効果をいろいろな角度からも考察できたと思っています。いろいろな知見の関連性を考える時間ができ、肉づけができて、自分なりの結論（夜間頻尿の正体）まで引き出せました。この考えに従って、日々の診療時に患者さんへの話に対して自信が強くなりました。説得力も増し、楽しく診察しています。また、この本をまとめる過程は長編のため苦しくもあり、実に楽しかったです。感謝です。

現在の心境

というわけで、この本の作成の背景と経緯を述べましたが、70歳を過ぎても多くの患者さんに接し、説得力を持って話ができて、それが通院者に治療効果とともに受け入れられているると実感できるのは嬉しい限りです。多くの患者さんに説明してきた根拠がここにあることを、今の通院患者さんにも知ってもらえれば有難いですし、この生活指導のスローガンなどに則って患者さんの生活を指摘し、質問に答え、日々検証しています。大きな矛盾はほとんどないと感じています。他人にどう思われようと、私もこの独自の指導理論に従って、自分の養生法としてできる限り先陣をきって、身をもって遂行し、今後も続けて行きたいと考えています。活動水準、生活リズム、睡眠環境、睡眠パターン、タイミング、季節対応を日々心がけることが大切です。今の私のルーチンワークは週1回の加圧トレーニングと1日1万歩が目標です。そして医院診療です。また、毎晩スマホで睡眠の深さがどの程度取れたかのチェックをしていますが、脳波検査に類似したデータが日常で簡単にチェックし利用できるのはありがたいことで、その日のコンディションを確認しています。

診察時間に検査で動いて喋り通しの時の尿の色は濃く、暇な時は薄く早く貯まります。診察もルーチンの一環です。こうして小さなクリニックですが開設31周年が過ぎました。

泌尿器科専門として多くの排尿障害患者と共に歩んでこられたこと、その上フィールドワークもでき、本をまとめることができたことは幸せであったと思います。私の集大成としてこの医療現場で作った生活指導法と考え方をまとめて、自分の思うところを遠慮なく、批判を恐れず書きました。何せ、幅広い分野にわたって広げたため、不備があるかもしれませんが、これは一開業医がたどり着いた夜間頻尿の正体への挑戦と意味づけへの工程です。夜間頻尿によって導かれた人間の体の仕組みの考察については大変興味深く、人が環境に適応してきた姿を彷彿させており、思いが尽きないものでした。今後もできる範囲で続けられたら幸いです。

医療現場で老化する現実に向き合い、老化の進行とそれを遅らせる手段についても、夜間頻尿を通じて表現したつもりです。特に男性の60歳以上の皆さんにはぜひ一度、私の生活指導についても試して自己管理の参考にしてもらいたいと願っています。

〈著者紹介〉
都田 慶一（みやこだ けいいち）
医療法人慶水会　都田泌尿器科医院院長。1976年、京都府立医科大学卒。大学、病院勤務17年の後、1992年7月、大阪府茨木市に泌尿器科専門医院設立。

所属：日本泌尿器科学会　日本排尿機能学会
日本臨床泌尿器科医会
資格：元泌尿器科認定医（更新せず）

夜《や》間《かん》頻《ひん》尿《にょう》の正《しょう》体《たい》
医《い》師《し》が教《おし》える「老《ろう》化《か》対《たい》策《さく》」 改《かい》善《ぜん》のための目《もく》標《ひょう》達《たっ》成《せい》シート付《つき》

2023年9月22日　第1刷発行

著　者　　都田 慶一
発行人　　久保田貴幸

発行元　　株式会社 幻冬舎メディアコンサルティング
〒151-0051　東京都渋谷区千駄ヶ谷4-9-7
電話　03-5411-6440（編集）

発売元　　株式会社 幻冬舎
〒151-0051　東京都渋谷区千駄ヶ谷4-9-7
電話　03-5411-6222（営業）

印刷・製本　中央精版印刷株式会社
装　丁　　野口 萌

ISBN 978-4-344-94525-8 C0047
幻冬舎メディアコンサルティング HP
https://www.gentosha-mc.com/